LAVAGE

DE

L'ESTOMAC

PAR

G.-M. DEBOVE ET RÉMOND (DE METZ)

PARIS

J. RUEFF ET Cie, ÉDITEURS

106, BOULEVARD SAINT-GERMAIN, 106

—

1892

BIBLIOTHÈQUE MÉDICALE

PUBLIÉE SOUS LA DIRECTION

DE MM.

J.-M. CHARCOT	G.-M. DEBOVE
Professeur à la Faculté de médecine de Paris, membre de l'Institut.	Professeur à la Faculté de médecine de Paris, médecin de l'hôpital Andral.

BIBLIOTHÈQUE MÉDICALE

CHARCOT-DEBOVE

VOLUMES PARUS DANS LA COLLECTION

V. Hanot. — La Cirrhose hypertrophique avec ictère chronique.

G.-M. Debove et **Courtois-Suffit.** — Traitement des Pleurésies purulentes.

J. Comby. — Le Rachitisme.

Ch. Talamon. — Appendicite et Perityphlite.

J. Seglas. — Des Troubles du langage chez les aliénés.

G.-M. Debove et **Rémond** (de Metz). — Lavage de l'estomac.

POUR PARAITRE PROCHAINEMENT

P. Daremberg. — Traitement de la phtisie pulmonaire.

I. Straus. — Le Bacille de la Tuberculose.

P. Sollier. — Les Troubles de la mémoire.

Yvon. — Notions de pharmacie nécessaires au médecin.

L. Capitan. — Thérapeutique des maladies infectieuses.

A. Sallard. — Amygdalites aigues.

L. Dreyfus-Brisac et **J. Bruhl.** — Phtisie aigue.

Chaque volume se vend séparément. Relié : 3 fr. 50.

LAVAGE DE L'ESTOMAC

CHAPITRE PREMIER

Le lavage de l'estomac est un procédé diagnostique et thérapeutique relativement récent. Il n'est guère entré dans la pratique que depuis une vingtaine d'années, et peu de médecins croient pouvoir faire remonter son histoire au delà du début de ce siècle.

Cependant l'idée de nettoyer la cavité gastrique, de la débarrasser des substances étrangères, du mucus qui peut l'encombrer, est une idée fort ancienne. Nous ne voulons pas insister sur les procédés que certains Romains employaient à cette seule fin de vider mécaniquement leur estomac pour pouvoir manger encore. Mais, plus près de nous, à la fin du xviie et dans le courant du xviiie siècle, on chercha à traiter certaines maladies générales, certaines cachexies par le nettoiement des premières voies digestives. Cette pratique fut pendant quelque temps couronnée de succès; sa réputation se répandit très loin; et

1

si, oubliée plus tard, elle n'est, pour ainsi dire
plus connue de nos contemporains, il est cependant intéressant d'en dire quelques mots.

A vrai dire, le procédé se ressentait du peu de
confort auquel on était habitué dans la vie courante. Les moines, grands détenteurs de remèdes
secrets, conservèrent d'ailleurs longtemps le mo-
nopole de ce traitement qui ressemblait vague-
ment à un supplice. Pour tout dire, en un mot,
on brossait l'estomac. La brosse employée était
en crin de cheval ou en poil de chèvre, cylin-
drique, montée à l'extrémité d'une tige en fil de
fer, double, souple, recouvert de soie ; elle ressemblait assez bien à ces brosses qui servent actuellement à rincer les bouteilles. La tige de cet
instrument mesurait vingt-six pouces ; la brosse
elle-même était longue de trois pouces et large
de deux. D'abord étudié et préconisé en Angleterre par Rumsaeus (1649) sous le nom d'*orga-
num salutis*, puis en France par Sorbière (Paris,
1694), cet instrument n'atteignit pas tout de
suite le degré de perfectionnement auquel était
arrivé le modèle que nous venons de décrire, et
qui est désigné par Socrates (1713) comme celui
que l'on employait d'une façon générale dans les
couvents allemands et italiens. Avant d'introduire
la brosse dans l'estomac, on soumettait le malade à un régime spécial, et Leube [1] nous raconte

La brosse sto-
macale.

---

1. *Histoire de la sonde stomacale.* Leube, 1879. Er-
langen.

l'histoire d'un ministre du czar, à la fin du xviie siècle, qui fut guéri de la façon suivante.

Confié par son maître à des moines qui devaient l'aider à se remettre de la fatigue de la vie des cours, ce haut personnage dut avaler un mélange d'eau-de-vie et d'eau. On le laissa un quart d'heure couché sur le dos pour que ces substances pussent attaquer le mucus de mauvaise nature. Au bout de ce temps, il éprouva des renvois, et eut apparemment du pyrosis. On le fit alors retourner sur le ventre, et deux fraters lui introduisirent la brosse dans l'estomac. Le malade eut alors beau se débattre et demander grâce, il dut avaler de l'eau et se laisser rincer la cavité gastrique jusqu'à ce que le liquide ressortît clair. On retira ainsi beaucoup de mucus, de la bile, du sang caillé et une matière jaune, puriforme, d'odeur insupportable.

Le malade prit un peu de bouillon de poulet, un peu d'élixir et s'endormit. 12 heures après, nouvelle opération, renouvelée encore le lendemain matin. Le troisième lavage fut suivi d'un sommeil de 10 heures. Le malade se réveilla de grand appétit, et mangea une soupe aux œufs et un pigeon. Le lendemain, nouveau balayage de l'estomac. Les œufs, la soupe et une grande partie du pigeon étaient digérés. Mais les pères, ayant constaté qu'il y avait encore des résidus de la poitrine du pigeon et que le mucus, encore fort abondant, devait corrompre l'estomac, engagèrent le patient à se soumettre derechef à l'opération tout entière...

Le malade guérit ; mais, pendant 15 ans, il se « brossa » l'estomac tous les matins en se levant, et finit par dévoiler le remède auquel il devait et son rétablissement et la conservation de sa santé.

Ce remède eut une vogue énorme. Puis, les malades en abusèrent ; quelques-uns même en moururent (Kundmann, 1737), après avoir eu des hematémèses. D'autres ne pouvaient plus marcher que courbés en deux ; d'autres en devenaient *asthmatiques*. Bref, la brosse fut abandonnée et, avec elle, le nettoyage de la muqueuse gastrique.

L'idée de retirer de l'estomac les substances toxiques, accidentellement ou volontairement introduites, est relativement beaucoup plus moderne. Elle apparut consécutivement à l'emploi thérapeutique de sondes destinées à assurer l'alimentation artificielle. Mais celles-ci étaient déjà connues de Hiéronymus Capivacceus (Venise, 1598), de Fabrice d'Aquapendente (Nuremberg, 1716) et de J. Hunter (1776), tandis que c'est à Casimir Renaut que semble revenir l'honneur d'avoir le premier proposé la déplétion mécanique de l'estomac comme remède aux empoisonnements. En 1802 (an X), étudiant les contre-poisons de l'arsenic : « Je ne sache pas, dit-il, qu'il soit venu à l'esprit de personne de vider l'estomac mécaniquement et sans le secours d'aucune force vitale. Cependant, rien n'était plus facile à imaginer, car les mêmes instruments mis en usage pour le remplir peuvent servir à le désemplir. »

Dupuytren reprit cette idée et, après avoir expérimenté sur des chiens, essaya même sur l'homme (1810). Il n'eut qu'à se louer de cette tentative, et cependant ne parvint pas à introduire ce procédé dans la thérapeutique.

Après lui, la question resta stationnaire en France; mais elle fut reprise par P. Busch (1822) et Edward Jukes (1823), en Angleterre. Ce dernier avait une telle confiance dans le lavage comme remède aux empoisonnements, qu'il avala, dit-on, une forte dose d'opium pour la retirer ensuite avec sa pompe. L'instrument employé par ces auteurs consistait, en effet, en une pompe qui servait à extraire le contenu gastrique par l'intermédiaire d'une sonde œsophagienne élastique. Cette sonde portait à son extrémité une petite boule d'ivoire percée de trous. Ward, Read, Weiss construisirent des appareils analogues ; ce dernier (1823) était arrivé à établir un modèle qui fut presque complètement repris par Kussmaul.

Les Italiens ne voulurent pas rester en arrière, et Pappafava imagina, en 1833, un instrument assez compliqué, qui reçut le nom de « gastrisotero[1] ». Il se composait de deux cylindres

Le lavage de l'estomac en Italie.

---

1. D'après Bianchi, *Lo Sperimentale*, Febbraio 1881.

creux, adossés et munis, à leur sommet, d'un seul tube en gomme élastique. Chacun d'eux avait, en outre, un tube latéral en cuir, et un piston, mu, simultanément, par une seule manivelle. Le tube en gomme élastique une fois introduit dans l'estomac, on plaçait l'extrémité du tube en cuir de droite dans un vase plein du liquide à injecter. L'extrémité du tube de gauche plongeait dans un récipient vide. En soulevant les pistons au moyen de la manivelle qui leur était commune, on voyait le cylindre de droite se remplir de la solution à injecter, tandis que le cylindre de gauche se remplissait du liquide sorti de l'estomac. En abaissant la manivelle, le liquide à injecter était poussé dans l'estomac et celui qui était sorti de l'estomac était lancé dans le récipient qui lui était destiné. En outre, le tube œsophagien jouissait d'un mouvement de rotation par lequel le liquide injecté lavait toutes les parties de la muqueuse. Malgré tout le génie employé à le construire, cet instrument fut cependant vite oublié, et il n'en était plus guère question, quand Robert (1834), Blatin (1834) et Lafargue (1837) commencèrent à employer la sonde molle et le siphon, déjà indiqués par Sommerville (1823), au lieu et place de la pompe. Blatin, notamment, eut le premier le mérite de traiter un cas de gastrite par le lavage. Ces auteurs employaient une sonde œsophagienne élastique, ayant trois orifices, dont un terminal, au niveau de son extrémité gastrique, et adaptée

La gastrite est pour la première fois traitée par le lavage.

par son extrémité buccale à un tube de caoutchouc souple. Cette disposition permettait de vider l'estomac et de le laver en n'employant d'autre force que celle du courant d'eau que peut déterminer un siphon.

Canstatt, en 1846, revint sur les indications posées par Blatin et conseilla de laver fréquemment l'estomac des malades atteints d'ectasie gastrique pour empêcher les liquides putrides de s'accumuler.

Cependant, malgré toutes ces recherches, malgré ces efforts, tant en France qu'en Angleterre et en Allemagne, le lavage de l'estomac n'était pas entré dans la pratique courante. On ne l'employait que dans les cas d'empoisonnements, et encore d'une façon timide.

Il faut arriver à Kussmaul (1867-1870), pour voir le lavage entrer dans la thérapeutique courante de la dilatation de l'estomac.

Publication des travaux de Kussmaul.

Présentée une première fois au 40ᵉ congrès des naturalistes et médecins allemands tenu à Francfort en 1867, la méthode de cet auteur fut exposée par lui-même dans un mémoire qui parut en 1870 dans les *Archives générales de médecine*. Il comparait l'estomac dilaté à la vessie distendue et les vomissements qui surviennent au cours de la dilatation, aux émissions urinaires des prostatiques dont la vessie ne se vide pas ou se vide mal. Partant de ce point de vue, il proposait d'employer la pompe pour assurer la déplétion des culs-de-sac dilatés, et empêcher la stagnation

des liquides, que des vomissements, même violents, n'arrivent pas à éliminer complètement.

« Même après des vomissements très copieux,
dit-il, l'estomac peut encore contenir des quantités très considérables de matières non digérées... même dans des cas où après avoir rendu
3 à 3 litres 1/2, l'estomac paraît être arrivé à
une vacuité absolue, on arrive cependant, au
moyen de la pompe, à extraire plus d'un litre de
substance décomposée. »

Le mémoire de Kussmaul contient plusieurs
observations de dilatation stomacale, dans lesquelles on voit les malades guéris ou notablement améliorés par ce lavage. Niemeyer, Bartels,
Liebermeister, P. Reich, s'empressèrent d'imiter
le professeur allemand et publièrent à l'envi des
observations d'ectasie gastrique ainsi traitée.
Tous ces auteurs se servaient de la pompe, et,
comme nous l'avons déjà dit, d'un modèle qui,
inventé par Weiss en 1823, avait été fort peu
modifié. D'ailleurs, dans tous ces cas, le principe
est le même, et nous aurons, croyons-nous, suffisamment renseigné le lecteur quand nous lui
aurons donné la description d'un de ces appareils,
d'ailleurs presque abandonnés.

Un des plus pratiques est le modèle construit
par Collin : Un corps de pompe, en ébonite, est
monté sur un robinet à double effet, dont la clef
est terminée par un manche arrondi. L'une, des
embouchures du robinet est dans l'axe de la
pompe, et l'autre perpendiculaire à cet axe.

A la première embouchure s'adapte le tube de caoutchouc anglais qui met en communication la sonde œsophagienne et la pompe. A la seconde, un tube de même matière, muni en bas d'un anneau de plomb.

Un petit bâton d'ivoire fixé dans le col du manche sert à la manœuvre du robinet. Est-il horizontal, le corps de la pompe est en communication avec l'estomac. Est-il vertical, cette communication est interrompue et le corps de pompe communique avec le tube à anneau de plomb.

Les mouvements de va-et-vient du piston, joints au déplacement imprimé au robinet, permettent d'aspirer le liquide contenu dans l'estomac et de le faire tomber dans un récipient préparé à cet effet. Le corps de la pompe ne peut d'ailleurs contenir plus de 100 centimètres cubes à la fois.

Cet instrument qui fut introduit en France par Leven, et exclusivement employé pendant quelques années, présentait bien des inconvénients.

Nous dirons tout à l'heure ceux qui étaient inhérents à la sonde œsophagienne rigide que l'on employait avec la pompe. Mais nous devons tout de suite et pour ne plus y revenir, signaler ceux qui relevaient directement de l'emploi du vide. L'aspiration peut en effet, et a pu, dans un certain nombre de cas, déterminer la déchirure de la muqueuse et l'arrachement de parcelles du revê-

tement de l'estomac. Leube [1] a observé deux fois
ce phénomène. Dans le premier cas, le morceau
de muqueuse mesurait 1 à 2 centimètres de longueur. Dans le second, il atteignait 3 centimètres.
Haenisch [2] a vu la sonde œsophagienne ramener
un fragment qui avait une longueur de $0^m,034$
sur $0^m,018$ de large et $0^m,002$ d'épaisseur. Huber [3]
cite un cas où le morceau de muqueuse arra-
ché atteignait $0^m,03$ de long sur $0^m,0075$ de large
et $0^m,0002$ d'épaisseur.

Nous pourrions multiplier ces citations [4] Elles
ne feraient qu'accentuer ce que nous avons dit
sur l'emploi de la pompe. D'ailleurs, dans les cas
publiés, les auteurs n'ont en général cité que les
malades qui avaient guéri. Ces accidents n'ont,
en effet, pas toujours une grande importance.
Mais ils effrayent les sujets, et le lavage, qui
aurait pu les guérir, leur devient insupportable.

Nous avons signalé, au début de cet historique,
le nom de Sommerville [5] comme ayant proposé
d'employer le siphon au lieu et place de la pompe.
Il indiquait très explicitement l'usage d'un tube
souple dont on introduirait une extrémité dans
l'estomac, tandis que l'autre extrémité, tenue en
l'air, et munie d'un entonnoir, servirait à verser
de l'eau dans la cavité gastrique. Tandis que

---

1. *Deutches Archiv. f. klin. Medicin*, p. 496, 1876.
2. *Archiv. f. klin. Medic.*, Bd. XXXIII, p. 579, 1879.
3. *Ibid.*, t. XXI, p. 315, 1878.
4. Wiesner (1870), Ziemsssen, Schliep, etc.
5. *American medical Recorder*, july 1823.

l'entonnoir serait encore rempli en partie, on n'aurait qu'à renverser le tube et en abaisser autant que possible l'extrémité libre pour voir les liquides contenus dans l'estomac s'écouler au dehors.

Après lui, nous avons cité Blatin et Lafargue, comme ayant eu une idée analogue. Très peu de temps après la publication des travaux de Kussmaul, Jürgensen[1], Rosenthal[2], Hogden[3], proposèrent de nouveau l'emploi du siphon ; en même temps Auerbach et Ploss[4] indiquaient et préconisaient l'usage d'une sonde à double courant. Nous verrons cet instrument, modifié et perfectionné, reparaître encore dans l'histoire du lavage de l'estomac. Il ne semble jamais avoir joui d'une bien grande vogue auprès des praticiens.

Quoi qu'il en soit, dès lors, les perfectionnements portèrent beaucoup moins sur la pompe que sur le siphon, et c'est ce dernier instrument que nous allons voir se perfectionner et se modifier d'année en année.

Le siphon tend à remplacer la pompe.

En 1873, Biedert[5] proposa d'employer une sonde œsophagienne, ayant au moins 1 centimètre de diamètre. A l'extrémité buccale de cette sonde était fixé, avec du fil et de la cire à cacheter, un morceau de tube de verre. Celui-ci était à son tour

---

1. *Deutsches Archiv., f. klin. Med.*, avril 1870.
2. *Berliner klin. Wochensch.*, 1870, n° 24.
3. *Saint-Louis med. and surgic. journ.*, 10 july 1870.
4. *Deutsche Klinik*, 1870, n° 8.
5. *Berlin. klin. Wochenschrft*, n° 17, 1873.

introduit à frottement dur à l'extrémité d'un tube de caoutchouc dont l'autre bout était garni d'un entonnoir à anse. Cet appareil, simple et peu coûteux, se manœuvrait comme nous l'avons dit en parlant de la sonde de Sommerville.

Mais il nécessitait l'emploi d'un tube œsophagien en caoutchouc durci. A cette époque, en effet, on ne connaissait guère que les sondes en caoutchouc noir, dur, et les sondes anglaises. Les premières étaient relativement souples, mais leur surface externe s'écaillait volontiers. Il se formait ainsi des rugosités qui pouvaient léser la muqueuse de l'œsophage. Les sondes anglaises, beaucoup plus dures, ne se pliaient pas facilement, leur pointe constituait un instrument vulnérant capable de léser l'œsophage ou la muqueuse gastrique.

Ewald[1] et après lui Oser[2], le premier poussé par la nécessité de remédier rapidement aux accidents graves d'un empoisonnement auquel il assistait, loin de tout secours possible, essayèrent de remplacer ces tubes rigides par un simple tuyau à gaz. C'était assurément un progrès considérable, et l'indication qu'Ewald avait donnée fut le point d'où partit Leube[3] pour introduire dans la technique du lavage les sondes molles, en caoutchouc rouge, dites « de Nélaton ».

Pour remédier au peu de résistance que présen-

---

1 *Irish. Hosp. Gazette,* 1874, n° 16
2 *Wiener Klinik,* 1875.
3 *Ziemssen,* vol. VII, t. II, 1876.

taient ces sondes au moment de leur introduction
dans l'œsophage, Leube proposa de les faire con-
duire jusqu'au-dessous de la partie postérieure du
cartilage cricoïde avec un mandrin. Ce dernier,
en jonc d'Espagne, gros comme une plume de
corbeau, permettait de guider en toute sécurité la
sonde jusqu'à la partie postérieure du tiers moyen
de l'œsophage. On retirait alors le conducteur et
on poussait la sonde jusque dans l'estomac. On y
adaptait alors, tantôt une seringue, qui remplissait
l'office de pompe, tantôt, au contraire, un tube de
verre disposé en Y. Des deux branches restées libres
de cet ajutage, l'une était en communication par un
tube simple avec un réservoir élevé sur une con-
sole au-dessus de la tête du malade. La troisième
branche s'adaptait sur un tube de caoutchouc qui
descendait dans un récipient placé sur le sol.

Le malade, ou le médecin, pinçait d'abord le
tube allant vers le sol et laissait l'eau du réservoir
emplir le tube œsophagien. Il établissait alors la
communication avec le récipient inférieur où
s'écoulait une partie du liquide arrivant par la
branche supérieure de l'Y. Puis il fermait, en le
pinçant, le conduit d'arrivée de l'eau, et le tube
œsophagien formait alors avec la branche
inférieure de l'Y un siphon amorcé, par lequel
se vidait l'estomac.

En répétant la même manœuvre on arrivait
facilement à faire passer dans la cavité gastrique
plusieurs litres d'eau, par doses fractionnées, et
à nettoyer convenablement la muqueuse. Ce pro-

cédé se généralisa assez vite à l'étranger; en France on continuait à employer la pompe.

En 1878, Doettwyler [1] se plaignait cependant encore que la sonde ne fût pas suffisamment employée, surtout dans les cas de catarrhe chronique de l'estomac. Lui-même se servait à cette époque d'une sonde molle de 70 centimètres de longueur, ou plus simplement d'un tuyau de caoutchouc à une extrémité duquel il pratiquait deux ouvertures latérales. Un entonnoir, un corps de seringue servaient à remplir le siphon ainsi constitué. Lorsque son introduction présentait quelque difficulté, il se servait, en guise de mandrin, d'une sonde de trousse (sonde d'homme).

La même année, Pœschel [2] proposa d'employer un appareil composé d'une sonde œsophagienne dont l'extrémité buccale se continuait avec un tube de caoutchouc. Au milieu de ce tube se trouvait une poire qui permettait de faire l'aspiration du liquide gastrique, ou, si l'on aimait mieux s'en servir comme d'un siphon, n'empêchait en rien le passage du liquide.

Ces divers instruments présentaient tous le même défaut : la sonde œsophagienne était trop molle et nécessitait l'usage d'un mandrin, ou bien il fallait employer des sondes rigides et l'on courait alors le risque de blesser le malade. Tous les appareils construits à cette époque sont pas-

---

1. Société médico-pharmaceutique du district du canton de Berne. 18 mai 1878.
2. *D. Zeitschrift f. pract. Medicin*, n° 16, 1878.

sibles du même reproche, et quelquefois ils deviennent étrangement compliqués, sans pour cela présenter d'avantages sérieux. Nous ne pouvons mieux faire, pour donner une idée de cette complexité, que de décrire l'appareil inventé par Adamkiewicz [1].

Il se compose de deux tubes placés l'un dans l'autre, l'intérieur étant une sonde œsophagienne de calibre moyen, l'extérieur un simple tuyau de caoutchouc. Le diamètre de la sonde intérieure va en diminuant de son extrémité supérieure, où il est de 15 millimètres, à son extrémité inférieure, où il est réduit à 5 millimètres. Le tube d'enveloppe a un diamètre uniforme de 12 millimètres. Les deux tubes se trouvent ainsi séparés par un espace qui va grandissant de haut en bas. Le tuyau de caoutchouc est fixé d'une façon étanche à la sonde au niveau de ses deux extrémités, dont l'inférieure est munie d'un œil, tandis qu'au voisinage de la supérieure il porte un branchement latéral en caoutchouc qui s'abouche d'un côté dans l'espace ménagé entre la sonde et son tube enveloppant, et communique de l'autre avec un réservoir élevé et gradué. Sur le trajet du branchement latéral est placé un robinet qui sert à régulariser l'écoulement du liquide du réservoir. L'extrémité supérieure de la sonde communique par un robinet à un second tube de caoutchouc.

Avant de mettre l'appareil en activité on intro-

Appareil d'A-
damkiewicz.

---

1. *Berlin. klin. Woch.*, nº 34, 1879.

duit dans l'extrémité libre de ce tube un petit
entonnoir qu'on tient au niveau de l'estomac du
patient assis et qu'on remplit d'eau. Cette eau
s'écoule par l'œil de la sonde. En la recueillant
dans un vase gradué on s'assure facilement du
degré d'ouverture convenable à donner au robinet
de la sonde, pour qu'après l'introduction de
l'appareil dans l'estomac, le courant du liquide qui
circule dans la sonde corresponde exactement au
débit voulu du réservoir. On marque cette position du robinet sur l'échelle qui s'y trouve, on le
ferme en séquestrant ainsi la colonne d'eau contenue dans la sonde et dans son tube enveloppant, puis on substitue à l'entonnoir un ajutage
de verre que l'on plonge dans un récipient placé
à terre. On introduit alors le double tube dans
l'estomac du *patient*, et l'on ouvre le robinet situé
près du réservoir, sur le branchement latéral.
Lorsqu'il s'est ainsi écoulé du réservoir une certaine quantité d'eau, qu'on lit par la graduation,
on ouvre le second robinet placé en haut de la
sonde et on lui donne le degré d'ouverture recon-
nue préalablement nécessaire. Aussitôt l'ajutage
de verre, fonctionnant comme un siphon, donne
issue au contenu de l'estomac.

Il se produit ainsi un double courant en sens
inverse dans le système de tubes, courant ascen-
dant dans la sonde, et courant descendant, c'est-
à-dire allant à l'estomac dans le tuyau d'enveloppe. (*Rev. d'Hayem*, 1880.)

On voudra bien excuser cette longue description, mais elle ne donne qu'une faible idée des bizarreries techniques que l'opération si simple du lavage a suggérées.

Au moment où la sonde était ainsi entrée dans la thérapeutique étrangère et où les inventeurs compliquaient à plaisir un instrument très pratique lorsqu'il était simple, M. Faucher[1] inventa un appareil fort ingénieux qui fit plus tard, en 1882, l'objet de sa thèse inaugurale.

Jusque-là, on ne s'était guère servi que de la pompe, en France du moins, et le lavage de l'estomac comptait au moins autant d'adversaires que de partisans, lorsque l'auteur dont nous parlons imagina d'employer un tube en caoutchouc rouge. Ce tube mesurait 1^m,50 de longueur et 8 à 12 millimètres de diamètre extérieur, sa paroi ayant d'ailleurs une épaisseur telle que les courbures ne puissent effacer son calibre.

A l'extrémité gastrique, la paroi était munie d'un œil latéral. Celui-ci pouvait donc suppléer l'ouverture terminale au cas où elle serait obturée. Les angles de section étaient d'ailleurs arrondis pour éviter toute érosion de la muqueuse. A l'autre extrémité était adapté un entonnoir.

Ce tube portait, à 50 centimètres de son extrémité gastrique, un point de repère destiné à empêcher qu'on l'enfonçât trop profondément. On le manœuvrait, du reste, comme nous l'avons déjà dit à propos du siphon stomacal.

Tube
Faucher.

---

1. Soc. méd. des Hôp., 1879

C'était, d'emblée, presque la perfection, et le succès du tube Faucher fut considérable. Sauf, en effet, les difficultés, parfois très sérieuses, résultant de la souplesse du tube, et qui se produisaient au moment de son introduction, difficultés que nous avons déjà signalées à propos des instruments antérieurement décrits, on ne pouvait élever aucune critique. Il n'est donc pas très étonnant de voir apparaître après cet appareil si simple, des instruments compliqués, dans le genre de celui d'Adamkiewicz. Telle, par exemple, la sonde à double courant de M. Audhoui[1]. Ce tube était formé de deux tuyaux de caoutchouc de calibre inégal, l'un grand, l'autre petit, joints ensemble dans la partie qui doit pénétrer dans l'estomac, isolés dans la partie qui doit rester au dehors. Cette disposition donne à l'appareil la forme d'un Y. La longueur totale de la sonde était de $1^m,45$; la longueur de la partie soudée de $0^m,60$. Enfin, le petit tube n'allait pas, du côté stomacal, jusqu'au bout de la sonde; il s'ouvrait par un orifice latéral à 12 centimètres de cette extrémité. Le gros tube avait extérieurement un diamètre de $9^{mm},3$; intérieurement, son calibre mesurait 6 millimètres. Les mêmes dimensions étaient, pour le petit tube, de 5 et de 3 millimètres.

L'orifice stomacal du petit tube avait 5 milli-

Sonde à double courant d'Audhoui.

---

1. *Journal de Thérapeutique contemporaine*, n° 38, 21 septembre 1881.

mètres de long sur 2 millimètres de large. De son côté, le gros tube présentait trois ouvertures : celle de l'extrémité et deux latérales; ces dernières, ovales, avaient 1 centimètre de longueur sur 5 millimètres de largeur.

Pour faire jouer l'appareil, on introduisait la sonde à la manière ordinaire et l'on fixait le conduit sur un réservoir capable de donner une grande masse d'eau sous une pression suffisante. L'appareil étant disposé de la sorte, on ouvrait le robinet du réservoir; l'eau jaillissait dans l'estomac *et s'y accumulait.*

Un effort léger, une secousse de toux amorçait le siphon et le courant, une fois établi, pouvait, en quelque sorte, durer indéfiniment.

Malgré son ingéniosité, cet appareil s'est peu répandu; son plus grand défaut était d'exposer les malades à une rupture de l'estomac. Il suffirait, en effet, pour provoquer cet accident, que le gros tube vînt à se boucher pour une raison quelconque.

Un peu avant son apparition, nous (M. *Debove*[1]) avions déjà proposé de compléter le tube Faucher par un mandrin destiné à faciliter l'introduction de la sonde dans l'œsophage. Tube Debove.

Depuis, nous (M. *Debove*[2]) avons pu, avec l'aide de M. Galante, établir un modèle de sonde gastrique, demi-rigide, qui nous a permis de

---

1. Société médicale des Hôpitaux, 1881, 25 février.
2. Société médicale des Hôpitaux, 11 août 1882.

réunir dans un même appareil les avantages du tube mou et de la sonde œsophagienne dure. Cette sonde, suffisamment résistante pour permettre au médecin de vaincre la contraction spasmodique du pharynx, suffisamment souple pour rendre tout traumatisme impossible, nous a déjà rendu de nombreux services. Extraction du suc gastrique pur, lavage de l'estomac, alimentation artificielle, elle se prête à tous les usages et, sauf de très rares exceptions, son maniement ne nous a jamais présenté la moindre difficulté. Elle se compose de deux parties réunies par une partie métallique. L'une, partie œsophagienne, absolument lisse, mesure une longueur de 50 centimètres. Son diamètre extérieur varie de 10 à 14 millimètres selon les numéros (10-12-14^{mm}). L'extrémité gastrique, soigneusement émoussée, présente deux orifices : l'un, plus petit, placé directement dans l'axe du tube; l'autre, latéral, long d'un centimètre, sur 4 à 5 millimètres de largeur.

La seconde partie de notre tube est, au contraire, complètement molle. Sa longueur, de 90 centimètres environ, permet de l'employer comme branche longue d'un siphon dont le tube œsophagien forme la branche courte. A l'extrémité libre de l'appareil s'adapte un entonnoir quelconque. Toutes nos recherches sur la constitution du suc gastrique, sur l'action thérapeutique du lavage, sur l'action de la suralimentation dans les différentes maladies, ont été

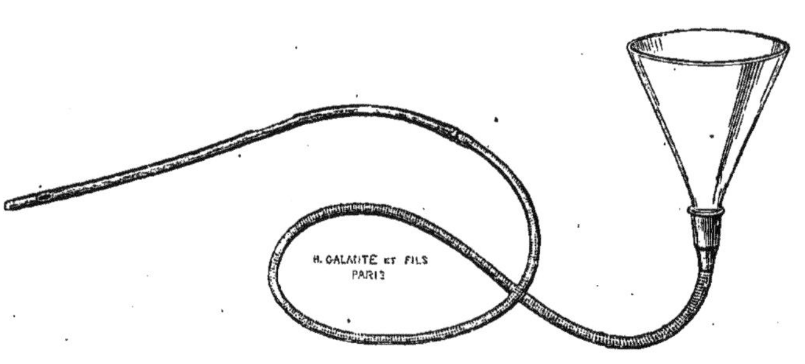

TUBE DE DEBOVE

faites avec ce tube. Nous aurons d'ailleurs à revenir tout à l'heure plus longuement sur son emploi en décrivant la technique du lavage de l'estomac, et nous avons hâte de terminer tout d'abord notre historique.

En 1883 Reichmann [1] proposa de nouveau une sonde à double courant ; il employait un tube Faucher muni latéralement d'un second tuyau de caoutchouc, à parois minces et de petit calibre. On introduisait ces tubes dans l'œsophage ; le liquide laveur, pénétrant par le petit tube, ressortait par la sonde préalablement amorcée, et entraînait au dehors toutes les impuretés que pouvait contenir l'estomac.

Nous avons déjà laissé pressentir combien l'emploi d'un double courant nous semblait inutile ; nous n'insisterons donc pas davantage sur le tube de Reichmann, ni sur celui que Boisseau du Rocher [2] inventa un peu plus tard.

Contrairement aux idées de M. Audhoui, par exemple, qui n'hésitait pas à faire passer de 10 à 23 litres d'eau dans l'estomac de ses malades, quelques auteurs ont cherché à obtenir un nettoiement de la muqueuse aussi complet que possible avec un minimum de liquide. C'est ainsi que M. Ruault [3] décrivit en 1886 une sonde dont

---

1. *Berlin. klin. Wochenschrift*, 31 déc. 1883.
2. *Progrès médical*, Paris, 1884, XII, 419.
3. *Bulletin général de thérapeutique*, Paris, 1886, CXI, 219.

l'extrémité stomacale ne portait pas d'ouverture latérale. Elle était munie d'une soupape s'ouvrant largement de bas en haut. Au-dessus de cette soupape existaient, dans la paroi de la sonde, 16 fentes linéaires. Ces fentes, s'écartant sous la pression du liquide que l'on injectait avec une certaine force, déterminaient la production dans l'estomac d'une véritable douche en pluie. Le liquide ainsi injecté était aspiré par un mécanisme fort simple, dans une bouteille où une poire en caoutchouc avait déterminé la production d'un vide partiel.

Nous devons encore signaler l'appareil récemment construit par M. Frémont. Cet instrument, qui se compose essentiellement d'un tube analogue à celui de Faucher, porte une poire en caoutchouc placée à une certaine distance de la bouche, comme dans le modèle imaginé autrefois par Poeschel. Cette poire permet d'aspirer, sans grands dangers pour le malade, quelques gouttes ou quelques centimètres cubes de suc gastrique pur. Le tube de M. Frémont peut donc rendre des services lorsqu'on veut explorer le chimisme stomacal, à jeun. Mais en dehors de ce cas particulier il ne nous semble pas qu'il soit notablement supérieur aux autres instruments que nous avons décrits jusqu'ici.

Telle est la série, déjà fort longue, des instruments destinés au lavage de l'estomac et dont nous avons eu connaissance. Il se peut que quelqu'un d'entre eux nous ait échappé, mais en tous

cas, il est difficile que ceux que nous ignorons
diffèrent sensiblement de ceux dont nous avons
parlé.

II

Technique du lavage.

Le lavage de l'estomac est une opération fort
simple. Elle devrait toujours se faire sans difficultés. Cependant, quelquefois, l'état d'émotivité
où se trouvent les malades, ou toute autre cause,
viennent compliquer momentanément la technique. Il y a donc certaines précautions à prendre,
certaines règles à suivre, et nous allons décrire
cette technique en détail. Tout ce que nous allons
dire se rattache à l'emploi du tube inventé par
l'un de nous et dont nous avons donné ci-dessus
la description.

Après avoir, si cela est nécessaire, rassuré le
malade, après lui avoir montré que la sonde est
construite de telle façon qu'elle ne peut le blesser,
il faut autant que possible le faire asseoir. Le
lavage de l'estomac, lorsque le malade est couché,
est en effet un peu plus compliqué que dans la
station assise.

On se place devant le patient, et, déprimant
la base de la langue avec l'index de la main
gauche, on introduit, le plus loin possible, et en
la faisant glisser contre la paroi postérieure du
pharynx, l'extrémité semi-rigide du tube. Cette
extrémité a pu être enduite de glycérine, de vase-
line. Le plus simple est de la mouiller; l'eau

suffit à assurer le glissement du tube et le malade n'a pas ainsi de sensation désagréable.

Sitôt la sonde ainsi engagée on retire le doigt de la main gauche et, tout en priant le malade de faire des mouvements de déglutition, on pousse le tube qui se trouve entraîné mécaniquement dans l'œsophage. On continue à le faire progresser lentement, sans brusquerie, en répétant au malade d'avaler et de souffler. Le premier de ces deux mouvements sert à faciliter la déglutition de la salive dont l'accumulation pourrait provoquer des efforts de toux; le second assure au médecin qu'il est bien dans l'œsophage. Il permet, en outre, au malade de vaincre la sensation de dyspnée légère qu'il éprouve en général les premières fois qu'il avale la sonde.

Enfin un léger ressaut vous avertit que vous avez franchi le cardia; en même temps la virole métallique situé à 50 centimètres du bout œsophagien arrive au niveau des dents.

Vous faites alors incliner la tête du patient en avant. Cette position permet un reflux plus facile du sang de l'extrémité céphalique vers le cœur. Elle facilite l'écoulement par l'orifice buccal de la salive, toujours plus abondante, au moins les premières fois; enfin le malade respire plus aisément.

On verse alors dans l'entonnoir qui se trouve à l'extrémité distale de la sonde, une certaine quantité d'eau, tiède ou froide, pure ou chargée de principes médicamenteux. Lorsque l'entonnoir,

tenu jusque-là au niveau de la bouche, est rempli,
on l'élève au-dessus de la tête du patient. Quand
le liquide est sur le point de disparaître, on
abaisse rapidement l'entonnoir, au-dessous du
niveau de la ceinture du malade. On peut, à ce
moment, faciliter l'opération en pinçant la sonde
au-dessous de sa jonction avec l'entonnoir; on
empêche ainsi le liquide de s'écouler trop vite
dans l'estomac. Lorsque l'entonnoir est arrivé au-
dessous du niveau de l'extrémité gastrique de la
sonde, il ne reste plus qu'à laisser s'écouler
l'eau. Celle-ci se vide par un simple mouvement
de siphon, en entraînant les parcelles alimentaires,
les détritus, le mucus, etc., qui peuvent être
contenus dans l'estomac. On renouvelle cette
opération autant de fois qu'il est nécessaire pour
que l'eau ressorte propre.

On retire alors la sonde en engageant le malade
à faire quelques mouvements de déglutition
qui préviennent des régurgitations quelquefois
pénibles.

Il est rare qu'il survienne quelque incident
désagréable au cours des manipulations que nous
venons de décrire. Cependant certains individus ont
une telle hyperesthésie de la luette et de la partie
supérieure du pharynx qu'ils ont des nausées
assez fortes pour empêcher l'introduction de la
sonde. Un badigeonnage à la cocaïne, quelques
grammes de bromure, pris pendant un jour ou
deux avant le lavage, viendront facilement à
bout de cette susceptibilité.

Il est arrivé qu'on a introduit le bout du tube dans le larynx. Cet accident sera d'autant plus rare que le tube employé sera plus volumineux. Il y a donc intérêt à se servir du plus gros calibre. D'ailleurs l'usage d'une sonde volumineuse est, toutes choses étant égales d'ailleurs, une raison pour que le lavage soit plus aisé. Les réflexes nauséeux sont moins intenses, la tolérance de l'œsophage s'établit plus rapidement et plus complètement.

Lorsque la sonde est d'un faible calibre et qu'elle peut, par suite, pénétrer dans le larynx, les malades suffoquent, se débattent avec violence; la cyanose apparaît rapidement; bref, les phénomènes sont tellement marqués, tellement bruyants qu'il ne semble pas que des conséquences graves puissent réellement se produire. Elles sont cependant possibles, au moins en théorie. On les évitera à coup sûr en faisant, comme nous l'avons dit, souffler le malade. M. Couetoux[1] a publié un cas où cet accident s'était produit. Il s'agissait d'une jeune fille, dyspeptique, un peu nerveuse. Après avoir, assez difficilement, introduit un tube, l'auteur s'étonna de ne pas voir le liquide gastrique refluer dans la sonde, malgré les violents efforts de toux que faisait la malade. Il crut le tube bouché et souffla dedans, avec un soufflet; il se produisit immédiatement de la cyanose, presque une syncope. Le tube fut retiré aussitôt et

De l'introduction du tube dans les voies aériennes.

---

1. *Ann. des maladies de l'oreille*, juillet 1886.

la malade se remit sans présenter d'autres troubles.

Le tube peut s'enrouler au fond de la bouche.

C'est là un fait rare, plus rare à coup sûr que l'enroulement dans l'arrière-gorge d'une sonde, qui, butant contre la base de la langue, ne seserait pas régulièrement engagée dans l'œsophage. Il arrive alors que le tube se replie et que le médecin qui cherche à le faire pénétrer jusque dans l'estomac croit être arrivé dans cette cavité, alors que tout l'instrument s'est simplement pelotonné au fond de la bouche.

Cet accident est d'autant moins possible que le tube est plus gros. Il n'a pas en général d'inconvénient sérieux, mais il peut arriver que le liquide, versé par l'entonnoir, alors que l'on croit la sonde arrivée dans l'estomac, passe ainsi inopinément et en grande quantité au niveau de la partie supérieure du larynx, dans lequel il peut pénétrer. Le malade suffoque alors, et nous avons vu des accidents graves résulter de cette fausse manœuvre. Dans la très grande majorité des cas, le tube pénètre sans encombre dans l'estomac. Son contact avec les parois de cet organe détermine quelquefois des contractions très violentes; le plus souvent, les liquides contenus dans la cavité refluent à travers la sonde, mais quelquefois aussi, si la sonde est obstruée par une parcelle alimentaire un peu volumineuse, on peut voir le malade vomir à côté du tube. Très souvent, presque toujours même, c'est là un accident sans importance. Il suffit de faire pencher le malade

en avant pour que tout reflux des matières
vomies vers les voies respiratoires, toute suffo-
cation soit évitée.

Ces efforts de vomissements ont un inconvénient beaucoup plus redoutable, et leur action sur
un ulcère de l'estomac en voie de cicatrisation,
ou en imminence de perforation, contre-indique
formellement l'emploi de la sonde, lorsqu'il
existe des raisons de croire à une ulcération de
la muqueuse.

Bien des auteurs ont signalé et nous-même
(*Debove* [1]) avons vu des exemples de cette action.
Certes le danger est moindre avec le siphon
qu'avec la pompe, et il existe plusieurs observations, celles par exemple d'Aleksiewsky [2], de
Michaelis [3], qui prouvent que, même lorsqu'il
se produit consécutivement à un lavage une
hématémèse, la mort n'est pas l'aboutissant fatal
des accidents, d'autant plus que certains auteurs
ont fait rentrer dans le groupe des cas dont nous
parlons des observations dans lesquelles on avait
retiré du sang noir (Cornillon [4]). Cependant Wer-
ner [5] ayant essayé de soulager un malade atteint de
cancer de l'estomac, vit une perforation se produire et un collapsus mortel terminer rapidement
la scène. Mais ici il y avait au moins imprudence,

Danger dus à
la présence
d'un ulcère
de l'estomac.

---

1. *Gaz. hebd. de méd.*, n° 18, 1884.
2. *Medi. Obogr.* Mosk, 1884, XXII, 207, 212.
3. *Berlin. klin. Wochenschr.*, 1884, XXI, 393.
4. *Progrès médical*, 28 avril 1883.
5. *Würtemb. Med. Corr.-Blatt.*, n° VIII, 1886.

et si on peut être surpris lorsqu'une hématémèse inattendue vient brusquement trahir l'existence d'un ulcère, latent jusqu'alors, on est moins excusable de provoquer, par un usage un peu brutal de la sonde, la rupture d'une masse néoplasique cancéreuse.

Donc ces accidents, consécutifs à l'irritation mécanique que cause la présence dans l'estomac de l'extrémité du tube, ne nous préoccuperont pas outre mesure. Ce sont, avant tout, des exceptions ; et leur rareté devra être extrême, si l'on observe rigoureusement les contre-indications dont nous établirons la liste un peu plus loin.

Nous devons préalablement continuer cette étude des accidents qui peuvent survenir au cours du lavage. On se rappelle que nous avons signalé, en parlant de la pompe, l'arrachement possible d'un fragment de muqueuse. La sonde, le siphon, sont incapables de produire pareil traumatisme.

La tétanie.   Kussmaul, et depuis son travail, MM. Dujardin-Baumetz et OEttinger [1], Dreyfus-Brisac, Martin, Langerhans [2], d'autres encore, ont signalé l'apparition au cours du lavage, ou immédiatement après, de phénomènes tout à fait comparables à ceux de la maladie décrite par Dance et Trousseau sous le nom de tétanie.

On comprendrait assez facilement l'apparition

---

1. *Union médicale,* n° 15, 1884.
2. *Virchows Archiv,* Bd XI, p. 387, 1888.

de la tétanie dans la dilatation de l'estomac sous
l'influence de la résorption de produits fermentés,
de toxines convulsivantes. Ce qui est beaucoup
plus difficile à interpréter, c'est l'explosion brusque des symptômes dont nous parlons lorsque
le lavage a débarrassé la cavité gastrique de
tout ou partie de son contenu.

Serait-ce qu'ici, comme dans le choléra, dont
on connaît les crampes, la déshydratation plus
ou moins brusque de l'organisme viendrait expliquer le phénomène tétanique? Cette interprétation,
admise par Kussmaul, est difficile à soutenir. Le
choléra sec s'accompagne de crampes ; lorsqu'il
y a des selles diarrhéiques, celles-ci représentent
toujours un volume de liquide plus considérable
que celui qui se trouvait dans l'estomac des
malades auxquels nous avons fait allusion.
D'autre part les manifestations convulsives du
choléra se limitent aux crampes et ne vont
qu'exceptionnellement jusqu'aux secousses convulsives. Il est au moins étrange de voir les
effets diminuer d'intensité quand la cause s'aggrave. On n'a d'ailleurs pas pu trouver de toxines
dans le contenu gastrique des malades examinés
à ce point de vue[1]. De nombreux auteurs ont donc

1. MM. Bouveret et Devic viennent de signaler la présence,
dans le suc gastrique de malades hyperchlorhydriques,
d'une substance capable de provoquer des crampes chez
les animaux auxquels on l'injectait.

Ils recommandent de laver l'estomac pour le débarrasser de cette toxine. (*Rev. de médecine*, 1892, p. 1 et 2.)

A vrai dire nous avons il y a longtemps déjà fait

considéré, dans ce cas, la tétanie comme un phénomène réflexe. Le point de départ serait dans l'estomac lui-même, dans l'intestin ou dans le péritoine.

Les contre-in-
dications.

Quoi qu'il en soit, nous venons d'énumérer à
peu près tous les accidents que l'on pouvait avoir
à constater, disons même à combattre, au cours
du lavage. Il nous reste, avant de terminer ce
chapitre, à poser les contre-indications à l'emploi
de la sonde. Lorsqu'il existe en effet une maladie,
générale ou locale, sur l'évolution de laquelle
l'excitation que cause l'opération qui nous occupe
pourrait avoir une influence défavorable, il sera
préférable de ne pas passer outre. Cette lutte,
cette résistance de la part du malade, qui s'oppose quelquefois tout à fait à la pénétration du
tube dans les premières voies, constitue en réalité
un effort. Il y aura donc lieu de s'abstenir dans
un grand nombre d'affections du système car-
dio-vasculaire. Une hémorragie récente, quel
que soit son siège, est une contre-indication formelle. Il y aura lieu d'observer la même réserve
en présence d'un anévrisme de l'aorte, d'une
maladie organique du cœur. L'angine de poitrine
elle-même devra commander la prudence dans
l'emploi du tube; il en sera de même de toutes
les névroses cardiaques.

---

des essais de ce genre. Le liquide trouvé dans l'estomac,
a jeun et préalablement lavé le soir, était injecté dans le
péritoine de cobayes ou de lapins soit après filtration
sur du papier, soit après stérilisation par la bougie de
porcelaine. Nous n'avons jamais observé d'intoxication
en opérant ainsi.

La tuberculose avancée, l'emphysème pulmonaire accompagné de bronchite, chronique et généralisée, les cachexies profondes, quelle que soit leur origine, devront encore engager le médecin à multiplier les précautions. Le lavage de l'estomac a pu rendre de grands services, comme nous le verrons plus tard, au cours de la grossesse ; cet état nécessite également de grands ménagements et une suppression préalable, au moyen de la cocaïne, de la susceptibilité pharyngée de la malade.

Dans un autre ordre d'idée, la contre-indication sera la conséquence d'une maladie de l'estomac, du tube digestif. L'ulcère rond accompagné d'hématémèse et de melœna, le cancer avec ses vomissements noirs et tous ses signes classiques, telles sont toutes des raisons fort sérieuses pour s'abstenir d'employer la sonde. On devra encore être très prudent quand l'état général du malade pourra faire penser que les parois gastriques ont une friabilité spéciale (dégénérescence amyloïde). Ces cas sont d'ailleurs exceptionnels, et cette discussion pourrait devenir fastidieuse. Le lavage de l'estomac a une valeur diagnostique et thérapeutique. Son emploi, dans l'exploration de l'estomac malade, l'étude des renseignements qu'il peut fournir, nous permettront d'apprécier les services qu'il peut rendre pour diagnostiquer et guérir ces mêmes maladies.

Telles sont, du moins, les considérations dans lesquelles nous allons avoir à entrer au cours des chapitres suivants.

CHAPITRE II

I

EXPLORATION DE L'ESTOMAC A JEUN

Les maladies de l'estomac, les dyspepsies surtout, se rattachent souvent à des altérations de la sécrétion de cet organe. On a étudié et cherché à classer sous différentes rubriques l'ensemble des opérations si complexes qui concourent à l'élaboration gastrique des aliments.

Très simplement nous séparerons, dans ce travail, les fonctions sécrétoires et les fonctions motrices de l'estomac. Nous chercherons à montrer comment elles peuvent différer de ce qui se passe à l'état normal, par quels procédés on peut déterminer les variations de chaque facteur ; nous verrons que le lavage de l'estomac est un moyen de diagnostic souvent précieux.

Ce chapitre se divise de lui-même en deux parties, selon que l'on étudie ce qui se passe dans l'estomac pendant une période de repos ou après l'ingestion de ce que l'on a appelé *un repas d'épreuve*.

Lorsqu'on lave l'estomac d'un individu à jeun, cet estomac, malgré les symptômes de dyspepsie présentés par le malade, peut être vide. Mais le plus souvent on retire par la sonde de petites quantités de substances, liquides ou solides. Il est préférable d'obtenir l'évacuation de ces matières en faisant simplement tousser le malade, et en lui comprimant légèrement la région épigastrique. Cette méthode, *méthode d'expression*, permet de mieux évaluer la quantité de liquide contenue dans l'estomac. Elle permet d'étudier ce liquide au point de vue chimique et d'en apprécier quantitativement les divers éléments. Mais elle est quelquefois difficile à mettre en œuvre, soit que l'estomac ne contienne que très peu de matières, soit que l'atonie de la muqueuse s'oppose au rejet par la sonde des produits qui stagnent dans les culs-de-sac. Il suffit d'amorcer la sonde avec un peu d'eau distillée, à la température ordinaire, pour permettre la déplétion de la cavité gastrique par un simple mouvement de siphon.

Le liquide ainsi obtenu présente alors une composition différente selon qu'il est, ou non, mélangé à des particules solides, selon que l'estomac présente telle ou telle altération.

Les éléments qui entrent dans sa composition sont, par ordre de fréquence, la salive, le mucus, la bile, le sang. Quelquefois c'est du suc gastrique pur, quelquefois du suc intestinal. Les substances solides seront soit des débris d'aliments qui auront séjourné entre les replis de la muqueuse ou dans la cavité d'un estomac atteint de dilatation, soit des particules ayant reflué de l'intestin, soit enfin divers éléments anatomiques sur la valeur desquels le microscope nous renseignera.

A vrai dire, l'estomac, même à jeun, est très exceptionnellement vide. Rosin[1] et Schreiber[2] ont étudié à ce point de vue 75 personnes, d'ailleurs bien portantes, et n'ont trouvé que trois fois un estomac en état de repos complet. La quantité de suc contenu dans la cavité gastrique des autres sujets variait de quelques gouttes à 60cc. Il s'agissait d'un suc acide, contenant de l'HCl, de la pepsine, du ferment lab. Il y avait le plus souvent un peu de matières colorantes biliaires. Rosin a tout spécialement signalé la présence de l'urobiline. L'acide lactique, le sucre, manquaient presque toujours. Enfin il s'agissait bien d'une sécrétion ayant séjourné dans l'estomac et non d'un liquide fourni extemporanément par des glandes excitées au contact de la sonde. On y trouvait en effet des noyaux cellulaires que Jaworski considère comme étant la preuve d'une action prolongée du suc gastrique sur la muqueuse.

Il ne faut donc pas confondre ces cas, où il s'agit d'un phénomène pour ainsi dire normal, et qui est une des raisons qui explique la fréquence du clapotage de l'estomac, avec ceux qui

___

1. *Deutsche Wochenschrift*, n° 47, p. 966, 1888.
2. *Arch. f. experiment. pathol. u. Pharmakol.*, Bd 24, p. 365, II, 1888.

ont été décrits par Reichmann [1], par Riegel [2], par nous-même, sous le nom de gastrorrhée. On se trouve en présence d'une quantité de liquide beaucoup plus considérable que celle qui a été trouvée par Rosin. Ce liquide est du suc gastrique pur, et non seulement il séjourne dans l'estomac plus longtemps que les aliments, mais il se produit même lorsqu'un lavage fait le soir a débarrassé la muqueuse de toute trace d'aliments, de toute cause d'excitation.

Nous aurons, lorsque nous étudierons les troubles digestifs, à dire comment on reconnaît la présence des éléments constitutifs de la sécrétion gastrique dans les liquides ainsi extraits par la sonde. Il nous suffit de dire ici que très souvent, dans ces cas de fonctionnement continuel des glandes, les produits qu'elles fabriquent ne diffèrent que fort peu du suc gastrique normal.

Cependant, à la longue ces glandes se fatiguent et l'estomac ne contient plus alors que du mucus; dans d'autres cas cette sécrétion muqueuse traduit un état catarrhal de l'organe. On peut ainsi retirer un liquide neutre ou alcalin, capable, s'il contient de la salive, de saccharifier l'amidon, capable également de digérer les matières albuminoïdes (pepsine) après addition d'une petite quantité d'acide chlorhydrique, ou de faire coaguler le lait (ferment lab). S'il existe une altération

Origine du mucus stomacal.

---

1. *Berlin. klin. Wochenschr.*, 1882, n° 40, et 1884, n° 2.
2. *Volkmann's Sammlung. Klin. Vorträge*, n° 289.

de la muqueuse buccale ou pharyngée, si la sécrétion salivaire est, par conséquent, considérable, ce
produit pourra venir jouer un rôle à peu près
exclusif dans la composition des liquides gastriques. La présence en excès de la ptyaline, celle
du sulfocyanure (réaction rouge par addition du
chlorure ferrique) permettront d'apprécier la présence de cette salive en excès. La mucine se
caractérisera par la formation avec l'acide acétique d'un précipité, insoluble dans un excès et dans
les sels alcalins. Elle n'est, d'ailleurs, coagulée ni
par la chaleur, ni par le chlorure mercurique,
l'acétate de plomb, ou le ferrocyanure en solution
acétique.

Nous avons dit que la bile pouvait refluer dans
la cavité gastrique, et ce phénomène est même
tellement fréquent que la constatation d'une petite
quantité de matières biliaires dans le contenu de
l'estomac ne doit faire conclure à l'existence
d'aucun état anomal. Il n'en serait plus de même

Présence de la
bile.

si ces matières existaient en grande quantité.
Elles jouent vis-à-vis de l'acide chlorhydrique le
même rôle que les autres substances albuminoïdes,
c'est-à-dire qu'elles masquent en partie sa présence. Mais l'existence des matières colorantes
biliaires dans un suc gastrique à réaction acide
n'empêche en rien le fonctionnement normal de
la pepsine et du ferment lab. On connaît, d'ailleurs,
les procédés classiques qui servent à les caractériser. Le plus simple est la coloration *verte*, puis
bleue, violette rouge et jaune qu'elles prennent au

contact de l'acide azotique nitreux. De même on déterminera l'existence des acides biliaires par la coloration rouge qu'ils donnent à 60-70° avec l'acide sulfurique concentré, en présence d'une trace de sucre (*réaction de Pettenkofer*). Le plus souvent, d'ailleurs, il sera inutile de se livrer à des recherches aussi précises et la coloration du suc gastrique sera un renseignement amplement suffisant. Non seulement la bile, mais le suc pancréatique peut, à un moment donné, pénétrer dans l'estomac, en même temps que des quantités variables de suc intestinal.

Présence du suc pancréatique dans l'estomac.

Ici encore une petite quantité de ces produits n'a aucun rôle nuisible; en revanche, lorsque le suc gastrique ne contient *jamais* de bile on peut avoir à craindre une sténose du pylore. Lorsque ce suc contient de la bile et pas de produits pancréatiques, on peut diagnostiquer presque à coup sûr une altération du pancréas ou de son canal excréteur.

Si, au contraire, on rencontrait *toujours* dans l'estomac de la bile et du suc intestinal en excès, on aurait de fortes raisons pour supposer l'existence d'un rétrécissement du duodénum, à sa partie inférieure, ou du jéjunum à son origine. Leichtenstern[1], Riegel[2], Cahn[3], Boas[4] et d'autres

1. *Ziemssens Handbuch der spec. Path. u. Therap.* 2 Aufl., Bd. VII, 2, page, 411.
2. *Zeitschr. f. klin. Med.*, Bd. II, Hft 2 et 3, p. 187.
2. *Berlin. klin. Wochnschrft*, 1886, n° 22.
4. *Dtsche med. Wchnschrft*, 1891.

auteurs ont nettement montré comment pouvaient agir ces rétrécissements, qui entraînent secondairement une dilatation de l'estomac. Nous retrouvons, d'ailleurs, un mécanisme analogue dans la genèse des accidents d'ectasie gastrique consécutive au rein mobile.

Il suffit d'alcaliniser légèrement le liquide stomacal et de l'abandonner en présence d'un petit fragment d'albumine pour constater la présence de ce suc pancréatique, en profitant ainsi de la propriété particulière dont jouit la trypsine de peptoniser les albumines en présence des alcalis. Un autre procédé consiste à faire bouillir du lait après l'avoir coloré par trituration avec des grains de tournesol bleu, et filtré sur du verre filé. On en mélange la moitié avec le suc dont on veut étudier les propriétés, l'autre moitié sert de témoin ; on les abandonne toutes deux à l'étuve à 40°. Celle qui contient le suc pancréatique se colore rapidement en rouge, sous l'influence de la mise en liberté des acides gras. (Heidenhain [1].)

Quelle que soit la proportion relative des divers éléments que nous venons de passer en revue, ils ne constituent à eux tous que des facteurs rentrant plus ou moins normalement dans la composition des liquides de l'estomac.

Il est un certain nombre d'autres produits tels que le sang, le pus, les résidus de certaines fermentations, dont la présence indique toujours un

---

1. *Pflüger's Archiv*, Bd X, p. 557.

état pathologique de la muqueuse gastrique, et nous devons maintenant consacrer quelques lignes à leur étude.

Le sang peut provenir des parties supérieures du tube digestif. La muqueuse nasale, le pharynx peuvent présenter des érosions d'où s'échappent des quantités variables de ce liquide qui subira ultérieurement des altérations spéciales par le seul fait de son contact avec le suc gastrique. Nous n'avons pas ici à étudier la séméiologie de sa présence dans l'estomac. Mais si des traces de ce liquide, si quelques filets rougeâtres mélangés au mucus ne traduisent rien autre chose qu'une légère érosion de la paroi provoquée par une sonde trop dure ou par des efforts de vomissement trop violents, il n'en est plus de même lorsque le tube permet de retirer du sang en quantité considérable. Ce sang peut alors venir soit d'une ulcération unique (ulcère rond), soit d'une série d'érosions de la muqueuse (ulcérations multiples dues à l'action de l'alcool, des poisons), soit d'une masse fongueuse qui en laisse constamment suinter une certaine quantité. Dans d'autres cas sa présence trahira des troubles circulatoires plus ou moins graves, placés, par exemple, sous la dépendance d'une cirrhose au début. Souvent, presque toujours même, il sera facile de reconnaître le sang à sa couleur ; mais, quelquefois, il est considérablement altéré. Les globules sont détruits. La matière colorante, noircie par son contact avec l'acide chlorhydrique,

présente bien cette teinte « marc de café » qui,
dit-on, est pathognomonique du sang digéré.
Cependant il peut être nécessaire de rechercher
cette matière colorante dans les produits fournis
par le lavage et il existe quelques réactions, relativement simples, qui permettent de la caractériser. On ajoutera, par exemple, à une petite quantité du suc gastrique 1 centimètre cube de teinture
fraîche de gaïac, et un volume égal d'un liquide
composé de :

> Acide acétique glacial.... 2
> Eau distillée 1
> Essence de térébenthine .) ——
> Esprit de vin rectifié.....) aa 100

Puis on secouera vigoureusement. Le mélange
prendra rapidement une coloration bleue.

Korcynski et Jaworski [1] recueillent dans une
capsule de porcelaine une petite quantité du
liquide à étudier; ils le mélangent avec un peu
de chlorate de potasse et une goutte d'acide
chlorhydrique et le chauffent lentement. Au besoin
on rajoute de l'acide chlorhydrique jusqu'à décoloration complète du contenu de la capsule. On
fait évaporer tout le chlore puis on ajoute
1-2 gouttes d'une solution étendue de ferrocyanure
de potassium. Il se produit une coloration bleue.
Cette réaction, due à la présence du fer, serait,
d'après Boas, la plus sensible de toutes. Elle est
en tout cas préférable à la recherche fort délicate

---

1. *Dtsche med. Wchnschrft*, 1887, nᵒˢ 47-49.

du chlorhydrate d'hématine avec lequel les expérimentateurs ont trop souvent confondu un grand nombre de cristaux de toute espèce.

Le pus se reconnaîtra au microscope; nous n'avons donc à signaler ici que les cas où, du fait d'une alcalescence exagérée du contenu stomacal, il aurait subi une altération telle que l'on puisse le confondre avec du mucus. Il sera toujours facile de distinguer ces deux corps puisque le mucus est soluble dans la lessive de potasse qui transforme, au contraire, le pus en une masse gélatineuse, transparente.

Pus. Urée. Sels ammoniacaux.

Nous mentionnerons seulement la présence possible de certains corps tels que l'urée, les sels ammoniacaux, et nous arrivons aux produits qui résultent des fermentations dont l'estomac peut être le siège. A vrai dire l'acide lactique fait pour ainsi dire partie des éléments normaux du suc gastrique, et l'on retrouve surtout, dans l'estomac des individus atteints de dilatation, des corps gras, plus ou moins volatils, plus ou moins fétides. L'acide butyrique se caractérise par son odeur seule, mais cette donnée peut être insuffisante.

On cherchera alors à l'isoler en agitant le mélange avec de l'éther; celui-ci sera évaporé: le résidu repris par une petite quantité d'eau sera précipité par du chlorure de calcium. Il se produira à la surface du liquide des gouttelettes d'acide butyrique qui, recueillies et chauffées avec de l'alcool et de l'acide sulfurique, donneront du butyrate d'éthyle, d'une odeur de fraise.

Acides butyrique, propionique, caprique.

L'acide butyrique n'est volatil qu'à 160°; on pourra donc, par distillation du contenu de l'estomac, le séparer de l'acide propionique dont l'odeur aigre correspond également à celle, si désagréable, des produits de fermentation gastrique. Le propionate d'éthyle a une odeur de fruits, très différente de celle du butyrate.

On pourrait encore chercher à dissocier, en se basant sur la différence de solubilité de leurs sels de baryum, les acides caproïque, caprylique et caprique. Mais leur rôle est trop insuffisamment déterminé pour que cette recherche soit de quelque utilité.

Acide acétique. L'acide acétique peut également exister en proportions variables dans le contenu de l'estomac. Sa présence constante à l'état isolé est un signe évident d'alcoolisme; cependant, quand les hydrocarbures séjournent longtemps et subissent l'action des ferments anormalement contenus dans un organe dilaté, ils peuvent se transformer en acide acétique. Cette substance, comme les autres acides que nous avons mentionnés auparavant, est donc un signe des plus net de sténose considérable du pylore et de dilatation chronique de l'estomac.

On reconnaîtra l'acide acétique à son odeur, à ce qu'il ne réduit pas l'azotate d'argent avec lequel il donne un précipité soluble à chaud; on l'isolera soit par distillation (120°), soit par agitation avec de l'éther dont on se débarrassera ensuite.

Le résidu de cette séparation, neutralisé par un peu de soude, chauffé avec l'alcool et l'acide sulfurique, donne de l'acétate d'éthyle dont l'odeur est caractéristique. Le même résidu, calciné, dégage une odeur d'*acétone*, ou de *cacodyle* si on ajoute une trace d'acide arsénieux.

Les fermentations anormales des matières albuminoïdes peuvent déterminer la production d'acétone dans le contenu stomacal; enfin il peut se former des produits complexes, alcalins, isolés par Brieger, dont un certain nombre sont toxiques. Nous avons vu qu'on avait voulu leur faire jouer un certain rôle dans la genèse des accidents de tétanie que nous avons signalés dans le précédent chapitre. D'autres auteurs, M. le professeur Bouchard entre autres, les ont considérés comme des facteurs importants des troubles que présentent les malades atteints de dilatation d'estomac. Il est, en tout cas, certain que, dans les cas où le pylore se refuse absolument à l'évacuation des matières contenues dans la cavité gastrique, leur action déprimante, toxique, s'ajoute à celle de l'inanition. Leur présence serait donc un excellent signe de ces dilatations absolues, souvent irrémédiables, mais leur recherche est difficile, et ne peut plus se faire par les moyens peu compliqués dont on dispose en général.

Nous avons été obligés, schématiquement, d'étudier séparément les matières liquides et de remettre à maintenant les quelques considérations auxquelles donne lieu l'examen des matériaux

solides contenus dans l'estomac. Si l'on trouve, à
jeun, le matin, des débris alimentaires un peu
volumineux, on pourra affirmer que le malade
est atteint de dilatation. Si ces débris sont enrobés d'une couche épaisse de mucus, il sera, en outre,
probable qu'il s'agit de catarrhe gastrique. Mais
pas plus ces morceaux un peu volumineux que
les quantités parfois considérables de débris alimentaires qui séjournent dans les estomacs dont
le pylore est fermé, ne présentent de signification
diagnostique difficile à interpréter. L'examen
microscopique, au contraire, nous donnera quelques renseignements précieux et l'on fera bien
de laisser reposer les liquides fournis par le
lavage de l'estomac à jeun, pour étudier les particules solides qui se déposent dans ces conditions.

Chaque fois que l'estomac contient de l'acide
chlorhydrique à jeun, on trouve, d'après Boas [1]
et Jaworski [2] des cellules spiralées, *cellules en
escargots*, qui ne sont autre chose que du mucus
transformé, comme on peut s'en assurer en faisant agir de l'acide chlorhydrique sur de la salive.

Tantôt isolés, tantôt accolés sous forme de
longs chapelets, ces éléments ressemblent, comme
leur nom l'indique, à de petits vers qui seraient
enroulés sur eux-mêmes. D'ailleurs, ils s'accompagnent de la présence dans le suc gastrique de

Corpuscules solides.

Examen microscopique du résidu de la filtration du suc gastrique.

---

1. *Diagnostic u. Therapie des Magenkrankheiten.* Leipzig,
1891.
2. *Münchener med. Wochenschrift*, 1887, n° 32.

noyaux cellulaires, provenant des cellules de la paroi, de quelques globules blancs. On trouve encore des cellules végétales, des fibrilles musculaires dissociées et gonflées, des grains d'amidon, des amas, finement cristallisés, d'acides gras, etc., tous éléments qui n'ont aucune signification diagnostique fâcheuse.

Mais l'état où se trouvent ces corps peut nous renseigner sur la rapidité avec laquelle se fait la digestion. Ainsi la conservation prolongée d'un grand nombre de fibres musculaires avec leur striation normale sera un bon indice d'une insuffisance dans les fonctions peptiques. La salive ne transforme plus l'amidon en sucre lorsque le milieu devient acide. La présence de grains d'amidon à stratifications concentriques, peu altérés, facilement colorés en bleu par l'iode et relativement abondants est donc une preuve que le suc gastrique était acide dès le début de la digestion.

La leucine, la tyrosine, se présentent dans le contenu de l'estomac sous forme de cristaux. Mais ces substances peuvent être difficiles à isoler. Elles ne signifient en général pas autre chose qu'un reflux de la bile vers la cavité gastrique. Nous avons vu que l'on possède des moyens relativement pratiques pour caractériser la présence de ce dernier produit.

Parmi les éléments qui nous occupent, on rencontre des microorganismes saprophytes en grande abondance. L'un d'eux est classique ; on a, en effet, considéré la présence des *sarcines* comme un signe très net de dilatation gastrique. D'autres levures peuvent contribuer au développement des fermentations anormales dans les cas d'ectasie. Leur présence en ce cas caractérise sans aucun doute ces fermentations ; mais celles-ci sont en général secondaires elles-mêmes à une dilatation antérieure de l'estomac, qui se diagnostique par un grand nombre d'autres signes.

Miller a démontré que l'acidité moyenne du contenu gastrique était incapable de détruire et d'empêcher le passage dans l'intestin des microbes pathogènes qui peuvent être introduits par les aliments. Sans nous préoccuper de cette cause d'infection, nous devons cependant nous rappeler que Biondi[1] a montré que la salive contenait normalement les germes suivants : *bacillus salivarius septicus, coccus salivarius septicus, micrococcus tetragenus, streptococcus, staphylococcus salivarius pyogenes.* Plus près de nous, M. Vignal, dans des recherches plus claires et plus démonstratives que celles de Biondi, a trouvé dans les mêmes conditions les staphylocoques aureus et albus, le streptocoque, le bacterium coli. M. Netter a insisté sur la fréquence avec laquelle le pneumocoque habitait la bouche des individus sains. D'autres auteurs ont étudié, sous le nom de *B. pseudodiphtericus,* des espèces peut-être pathogènes. Or nous pouvons retrouver tous ces microbes dans

---

1. *Zeitschrift f. Hygiene,* t. II, p. 149-239.

l'estomac, bien qu'affaiblis, et leur présence aura encore une certaine valeur au point de vue des accidents secondaires qu'elle peut entraîner. Il suffit en effet que l'acide chlorhydrique normal ait disparu pour qu'ils puissent se cultiver aisément dans toute l'étendue du tube digestif. C'est ainsi que la dilatation de l'estomac peut constituer une prédisposition aux infections d'origine alimentaire, ce que nous disons des microbes de la salive s'appliquant naturellement à ceux que peuvent introduire tous les ingesta.

Les moisissures pathogènes peuvent, elles aussi, prendre une certaine importance dans la composition du contenu gastrique. Le muguet, par exemple, se présente sous la forme de petits amas isolés, gros tout au plus comme un grain de mil, enrobés par le mucus. Leur coloration est ordinairement jaune cire et leur centre ombiliqué, ce qui les fait ressembler à des godets de favus. D'après M. Achalme, leur présence ne s'accompagnerait pas d'une bien grande irritation de la paroi stomacale.

Enfin le liquide obtenu par le lavage de la cavité gastrique peut contenir des éléments anatomiques provenant directement de la paroi stomacale. Globules rouges, globules de pus, cellules épithéliales plus ou moins dégénérées, tels sont les corps que l'on trouve le plus souvent. Boas[1] a publié des observations où des lambeaux

1. *Loco citato.*

de muqueuse exfoliée, retirés par la sonde, avaient
fournis de précieux renseignements sur l'état des
parois de l'estomac. Rosenbach [1] a insisté sur
l'intérêt qu'il pouvait y avoir à chercher les débris
carcinomateux dans les cas où le diagnostic est
difficile à poser. Ces particules, qui existeraient
au maximum dans le contenu gastrique pendant
les périodes de repos de l'organe, se caractérise-
raient, d'ailleurs, assez facilement au microscope.

Nous en avons fini avec l'étude du contenu
stomacal examiné à jeun. En résumé nous avons
vu que cet examen permettait surtout de poser le
diagnostic de dilatation de l'estomac. On trouve,
d'ailleurs, quelquefois un suc gastrique normal
comparable à celui dont nous allons étudier la
composition pendant la digestion. Le plus souvent
les acides gras, les produits des fermentations
secondaires, le mucus, le sang, etc., entrent pour
la plus-grande partie dans la composition de ces
liquides.

II

EXPLORATION DE L'ESTOMAC APRÈS UN REPAS D'ÉPREUVE

On désigne sous le nom de « repas d'épreuve »,
un repas composé d'aliments connus comme nature
et comme quantité. On a proposé des combinai-

1. *Dtsche med. Wochenschrift*, n° 33, 1882.

sons extrêmement variées. Elles ont toutes leurs avantages. Mais on peut dire que ces mélanges n'ont d'autre importance que de permettre la comparaison des malades entre eux et avec les gens bien portants. Il est donc utile de se servir toujours du même « repas d'épreuve », et c'est l'uniformité plutôt que la composition du type employé qui joue le rôle principal dans ce mode d'exploration.

On peut ramener ces repas à un certain nombre de formules plus couramment employées et à moins d'être plus spécialement habitué à telle ou telle, on fera bien de mettre en usage l'une de celles que nou sallons indiquer. On pourra ainsi plus facilement comparer les résultats obtenus avec ceux qui sont publiés par les auteurs

Ewald et Boas, et après eux MM. Hayem et Winter, font absorber au malade, le matin à jeun, un repas composé de 35 à 70 grammes de pain blanc et d'une tasse de thé léger, ou, ce qui est préférable, de 2 à 300 centimètres cubes d'eau filtrée. La digestion arrive à son maximum d'intensité au bout d'une heure. Avant de faire prendre ce repas, il est bon de s'assurer, les jours précédents, que l'estomac du malade est vide le matin. Sinon, il faudrait, préalablement à son ingestion, procéder à un lavage de l'estomac avec de l'eau; ceci simplement pour empêcher des éléments étrangers de venir compliquer, par leur présence, l'étude des produits de la digestion.

Nous avons nous-mêmes, ainsi que dans les

Repas d'Ewald.

recherches faites par l'un de nous en collaboration avec M. Mathieu [1], mis en usage ce procédé. Son seul inconvénient consiste en ce que, lorsqu'on veut retirer le pain, ce dernier vient quelquefois, s'il a été insuffisamment mâché, boucher l'orifice inférieur du tube. Le meilleur procédé d'extraction, *l'expression*, ne peut alors être employé. Malgré les efforts du malade, le reflux du liquide stomacal ne se produit pas ou se fait à côté de la sonde. Dans les deux cas on se trouve empêché de recueillir les aliments digérés. On est alors obligé de verser par l'entonnoir un peu d'eau pour désobstruer la sonde, et la constitution chimique du contenu stomacal est ainsi modifiée, quantitativement, dans des limites impossibles à apprécier.

Avantages de la semoule.

Il vaut donc mieux employer, au lieu de pain et de thé, une petite quantité de semoule, cuite avec de l'eau et du sel; la composition de ce mélange est très voisine de celle du repas d'Ewald et son extraction est plus aisée.

Repas de Riegel et de G. Sée.

Dans tous les cas, ce repas d'épreuve vaut mieux que ceux de Riegel, ou même de G. Sée. Le premier de ces deux auteurs fait déjeuner son malade, à midi, avec une soupe, un gros bifteck et du pain blanc. On ne retire ces aliments que 5 à 7 heures après leur ingestion. Ce retard, la fré-

---

1. Nous aurons souvent l'occasion de revenir sur ces recherches. Disons une fois pour toutes qu'elles ont été faites à l'hôpital Andral, dans le service de M. Debove, par MM. Mathieu et Rémond (de Metz).

quence avec laquelle les débris de viande obli-
tèrent l'orifice inférieur de la sonde, fait qu'il est
de beaucoup préférable d'employer un repas
d'épreuve plus simple. Il en est de même du procédé de M. Germain Sée, lequel fait avaler 60 à
80 grammes de viande hachée et 100 à 150 grammes
de pain blanc. Ici encore il faut au moins deux
heures pour que la digestion arrive à son maximum, et cette prolongation de l'expérience n'est
compensée par aucun avantage.

Klemperer[1] a proposé d'employer le lait. Pour
lui, ni le repas d'Ewald ni celui de Riegel ne suffiraient pour apprécier les fonctions chimiques
de l'estomac. Le premier serait trop faible, le
second trop difficile à retirer. Il préfère donner
un 1/2 litre de lait et 35 à 70 grammes de pain
blanc, qu'il retire au bout de deux heures. Mais
ce « repas d'épreuve » ne permet pas d'apprécier les variations d'un facteur important de
l'acidité gastrique, l'acide lactique. Klemperer
n'attache pas grande importance à cette difficulté; mais il nous semble, au contraire, que
l'évaluation de l'acide lactique anomal tient une
grande place dans l'étude des perversions digestives. Cette évaluation est relativement très
facile quand on emploie le pain ou la semoule.
Enfin, Jaworski, Reichmann, Germain Sée ont
également essayé de substituer le blanc d'œuf
aux aliments que nous venons d'énumérer. Mais

Repas de
Klemperer.

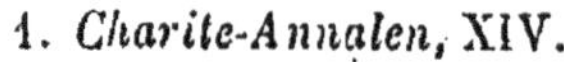

---

1. *Charite-Annalen*, XIV.

‘c’est là une méthode compliquée et qui ne présente aucun avantage sur les autres.

Nous croyons enfin que le repas d’épreuve que nous préconisons constitue un procédé plus réellement clinique. La rapidité de sa digestion, la simplicité des éléments qui entrent dans sa composition, permettent de faire un examen complet du suc.gastrique et des capacités digestives des malades dans une même matinée, et de comparer facilement les résultats obtenus.

L’estomac possède une fonction motrice et une fonction sécrétoire. L’examen des substances retirées au bout d’une heure nous renseigne certainement sur l’état de la sécrétion. ‘Il donne plus difficilement une idée exacte du degré d’intégrité fonctionnelle des fibres musculaires. Certainement si, au bout d’une heure, l’estomac est vide, on pourra considérer la motricité comme exagérée. De même, la stagnation prolongée des aliments, leur présence dans la cavité gastrique, le matin à jeun, seront une preuve certaine de l’atonie de l’estomac. Mais, entre ces deux extrèmes, nous ne pouvons guère compter sur le repas d’Ewald pour nous renseigner. Klemperer a proposé de suppléer à cette insuffisance en introduisant dans l’estomac, par la sonde, une quantité connue d’huile, 100 grammes par exemple.

A l’état normal, quand on retire cette huile au bout de deux heures, il en a disparu dans l’intestin 70 grammes environ. On évalue donc la quantité qui manque chez un malade[1], et selon que cette quantité sera inférieure ou supérieure à 70 0/0, on dira que la motricité est diminuée, ou, au contraire, exagérée.

Ce procédé est séduisant en apparence, mais il est, en réalité, peu pratique à cause de la répulsion qu'il inspire aux malades. En outre, les petites variations qui peuvent exister dans l'énergie de la motricité gastrique présentent un intérêt plus théorique que pratique, et on a mis en usage, pour leur étude, un certain nombre de procédés qui ne sont pas du ressort du lavage de l'estomac; tel est l'emploi du salol. Ce corps, employé dans ce but pour la première fois par Huber[2], se décompose au contact du suc pancréatique, comme l'avaient déjà montré Ewald et Sievers, en phénol et en acide salycilique[3], qui passent dans l'urine. La durée de cette élimination est de 27 heures environ chez les individus dont l'estomac fonctionne normalement. Chez les dilatés, cette durée augmente de 3 à 12 heures.

Quoi qu'il en soit, l'atonie gastrique, l'insuffisance des fonctions motrices de l'estomac relève d'un certain nombre de causes que l'on peut séparer en deux groupes, selon qu'il s'agit

---

1. Il faut admettre que les diverses manipulations que ce procédé nécessite font perdre environ 5 grammes d'huile.

2. *Correspondenz-Blatt. f. Schweiz Aerzte*, 1890.

3. *Zur Pathologie und Therapie der Magenectasien. Therap. Mntshft.* August 1887.

d'une contractilité insuffisante, ou que, au contraire, il existe un obstacle à l'évacuation des matières contenues dans l'estomac.

Causes de la dilatation.

Parmi les causes du premier groupe, nous signalerons certaines maladies générales telles que l'anémie, le chlorose, le diabète, la cachexie palustre, la syphilis, etc. Dans d'autres cas, il s'agit d'une maladie infectieuse, fièvre typhoïde, choléra, septicémie. Plus particulièrement, on pourra invoquer l'action de la gastrorrhée, dont nous avons parlé au paragraphe précédent. Il en est de même des dégénérescences ulcéreuse, cancéreuse (cancer en nappe de la petite courbure), ou amyloïde de la paroi stomacale.

La surcharge alimentaire constitue un obstacle à l'évacuation du chyme vers l'intestin. De même et surtout agiront les altérations qui siègent dans la paroi de l'estomac, tels que l'ulcère et le cancer de la région pylorique. Enfin, toutes les tumeurs du pylore, toutes les adhérences, toutes les causes de rétrécissement de la partie supérieure du duodénum agiront dans le même sens. Nous avons vu que le contenu de l'estomac à jeun pouvait déjà servir à diagnostiquer, par la présence du suc pancréatique, le siège de ces obstacles qui sont autant de causes d'ectasie gastrique.

Lorsqu'on a retiré le repas d'épreuve avec la sonde, et cela autant que possible par expression, c'est-à-dire en faisant tousser le malade et en titillant légèrement la luette par quelques mouvements imperceptibles du tube, on doit procéder à l'examen chimique du liquide recueilli.

Déjà à ce moment on peut, par un procédé fort simple [1], apprécier la quantité de liquide contenu dans l'estomac, liquide acide dans la très grande majorité des cas. On retire par expression une partie du contenu gastrique, que l'on met de côté. On indroduit alors par la sonde une quantité connue d'eau distillée. On mélange cette eau intimement au suc gastrique, par quelques mouvements de flux et de reflux dans le tube, puis on retire le tout. Soient : x la quantité de liquide primitivement contenue dans l'estomac; a l'acidité du suc gastrique pur; a' celle du même suc après une addition d'une quantité q d'eau distillée. On peut poser l'équation suivante :

$$a\,x = a'\,x + a'\,q$$

d'où l'on tire :

$$x = \frac{a'\,q}{a - a'}$$

et l'on aura ainsi, assez facilement, un chiffre qui permettra d'apprécier s'il y a, ou non, sécrétion quantitativement exagérée de la muqueuse gastrique.

La détermination elle-même de cette acidité se fait qualitativement en plongeant dans le suc gas-

Mesure de la quantité de liquide contenue dans l'estomac.

Tournesol. Rouge de Congo.

---

1. Mathieu et Rémond, *Soc. de Biologie*, 8 novembre 1890.

trique une bande de *papier de tournesol bleu*, qui devra devenir *rouge* si le liquide est acide, qui restera tel s'il est neutre. La coloration en *bleu* d'un *papier rouge* prouverait que le suc est alcalin.

Le rouge de Congo, introduit dans la pratique médicale par *Hösslin* (*Münchner med. Wochnschrft*, 1886, n° 6) et *Riegel* (*Dlsche med. Wchnschrft*, 1886, n° 35), donne des solutions dont la teinte varie de la couleur pêche au brun rouge. Avec les acides, il prend une coloration bleue. Il n'est pas modifié par les sels acides. On peut l'employer en imbibant avec sa solution des bandes de papier dont on se servira comme des bandes de papier de tournesol. D'après Boas (*loc. cit.*), il serait préférable de le conserver en solution, celle-ci étant environ dix fois plus sensible que le papier.

Quantitativement, on dose l'*acidité totale* du liquide au moyen d'une solution titrée de soude et après addition, comme réactif indicateur, au suc gastrique, de quelques gouttes d'une solution alcoolique de phénolphtaléine. Cette solution est incolore dans les milieux neutres ou acides. Elle devient instantanément pourpre en présence d'une trace de substance alcaline. Cette phénolphtaléine est donc, en l'espèce, préférable à la solution de tournesol généralement employée. Cette dernière, en effet, est bien rouge au contact des acides, bleue dans les milieux alcalins. Mais, lorsque l'on fait un dosage, au moment où le virage se fait théoriquement, on observe des teintes violettes intermédiaires dont l'appréciation est difficile.

Nous employons de préférence une solution

titrée de soude normale, au dixième, c'est-à-dire renfermant 4 grammes de soude par litre.

Ces 4 grammes correspondent à 3^{gr},65 d'acide chlorhydrique au litre, si bien que pour neutraliser 1 centimètre cube de la solution alcaline, il faudrait que chaque centimètre cube du suc gastrique contînt une quantité d'acide qui serait, exprimée en HCl, de 0,0036, chiffre à peu près normal.

Nous disons : acidité évaluée en acide chlorhydrique ; en effet, nous verrons que l'acidité gastrique peut être due à un grand nombre de facteurs différents. Mais on peut, et cela est commode comme terme de comparaison, ramener toutes ces acidités à une seule. On dit alors que l'acidité *totale* du suc gastrique était la même que celle d'un liquide contenant tant pour 1,000 d'acide chlorhydrique. Il suffit ensuite d'indiquer quelle substance acide existait en plus grande quantité dans le mélange pour être suffisamment renseigné.

Le dosage lui-même exige la série des opérations suivantes :

1º Mesurer un volume déterminé de suc gastrique filtré, soit N centimètres cubes (en général 10 centimètres cubes) ;

2º Lui ajouter quelques gouttes de solution alcoolique de phénolphtaléine ;

3º Verser de la burette la soude titrée jusqu'au moment où la couleur rouge apparaît, et ne disparaît plus quand on agite le mélange avec une baguette de verre. Lire les divisions n ;

4° Effectuer les calculs. Soient v le coefficient volumétriqne de la solution alcaline, x le titre en acide du suc gastrique. On aura la valeur de x par la formule :

$$x = \frac{n \times v \times 1000}{N}.$$

Le coefficient volumétrique n'étant lui-même, dans l'exemple que nous avons choisi, que : 0,00365 et, d'une façon générale, la quantité d'acide chlorhydrique à laquelle correspond un centimètre cube de la liqueur titrée. Cette quantité est facile à calculer étant donné que l'équivalent de la soude est de 40, celui de l'acide chlorhydrique (HCl) de 36,5. En supposant que le titre de solution de soude employée renferme P grammes de soude et que V représente la quantité d'HCl que peut neutraliser cette solution, on établit la formule suivante :

$$\frac{40}{36,5} = \frac{P}{V}$$

d'où l'on tire valeur pour un litre de

$$V = \frac{36,5 \times P}{40}.$$

En divisant par 1,000, on obtient le coefficient volumétrique v.

L'emploi d'une bande de papier de tournesol

et les procédés de dosage que nous venons de décrire nous permettent déjà de savoir :

1º Si le suc gastrique est acide ;

2º Quel est le taux de cette acidité ;

3º Combien de suc gastrique contenait l'estomac.

Mais ces renseignements sont loin d'être suffisants, et nous devons maintenant nous préoccuper des moyens que l'on possède de différencier les divers acides qui entrent dans la composition de ce suc.

L'acide chlorhydrique est le plus important parmi tous ces corps ; à côté de lui on trouve surtout, pendant les premiers moments de la digestion, de l'acide lactique. Puis les acides gras dont nous avons mentionné la présence possible dans le contenu de l'estomac à jeun. Les phosphates acides jouent également un certain rôle. Enfin certaines substances albuminoïdes, telles que la peptone, neutres en présence du tournesol, se comportent comme des acides en présence de la phénolphtaléine.

A. *Appréciation qualitative et quantitative de l'acide chlorhydrique.*

M. Laborde a, le premier, préconisé l'emploi de matières colorantes, dérivées de l'aniline ou empruntées au règne végétal, pour caractériser la présence de l'acide chlorhydrique. Depuis ses travaux, le nombre des substances ainsi employées est devenu considérable. La plupart d'entre elles ne sont pas sensibles ou donnent des réactions analogues avec les acides organiques. Nous devons cependant citer le violet de méthyle qui se colore en bleu ciel en présence de petites quantités d'HCl libre. Un procédé très élégant, dû à Ewald, Boas [1] et Kahler [2], consiste à faire tomber goutte à goutte la solution de violet de méthyle dans le suc gastrique renfermé dans une capsule. A la limite de chaque goutte on perçoit une zone bleue qui tranche sur le centre resté violet.

L'orangé Poirrier, n° 4 (tropéoline 00 des Allemands), le rouge de Congo, la benzopurpurine 6B, sont autant de substances qu'il vaut mieux ne pas employer. Jacksch [3] a conseillé de se servir d'une solution de vert émeraude, Köster [4] préconise le vert malachite, MM. Lannois [5] et Lépine [6] recommandent tout particulièrement le vert brillant. L'un de nous a étudié ce dernier réactif, en collaboration avec M. le Dr Mathieu. C'est un corps cristallisé en paillettes foncées, à reflets d'élythre de cantharides. En solution faible dans l'eau distillée, il a une teinte *bleue* très nette. En présence de moins de 1 0/0 d'HCl libre, il vire du bleu au vert pré. Avec un taux plus élevé

Le vert brillant.

---

1. *Virchow's Archiv.* Bd. 101.

2. *Präger med. Wochnshrft*, 1887, n° 32.

3. *Klin. Diagnostic inn. Krankheiten*, 2 Aufl., 1889, p. 123.

4. *Upsala Läkareforen*, 1885, n°s 5-6.

5. *Revue de médecine*, 1887, n° 5.

6. Soc. méd. des hôpitaux, 1887, 28 janvier.

d'acide, il passe au vert jaunâtre. Il faut 4 0/0 d'acide lactique pour obtenir un virage du bleu au vert et encore obtient-on une coloration vert olive. Nonseulement on obtient un virage très net, mais encore le suc gastrique qui contient de l'HCl décolore complètement le vert brillant en un temps très court, grossièrement proportionnel à la quantité d'acide chlorhydrique en présence de laquelle on se trouve. Cette décoloration, qui se fait dans un laps de temps, qui varie d'une demi-heure à 24 heures, n'est due ni aux acides organiques (à la dose où ils peuvent exister dans le suc gastrique), ni aux phosphates acides, ni aux peptones et propeptones, ni aux chlorures alcalins. Cette matière colorante constitue donc un réactif caractéristique de l'acide chlorhydrique, malheureusement on ne peut être certain qu'il s'agisse toujours d'acide chlorhydrique libre. Lorsque cet acide est faiblement combiné à certaines bases organiques, de natures albuminoïdes, la décoloration se produit encore, tardivement il est vrai.

Nous risquerions d'être incomplets en ne donnant pas quelques détails sur les matières colorantes que nous venons d'énumérer.

La tropéoline 00 (orangé Poirrier, n° 4) donne des solutions alcooliques jaune rougeâtre. L'addition d'une petite quantité d'acides minéraux ou d'une quantité un peu plus considérable d'acides organiques lui fait prendre une teinte rouge sombre, qui devient rouge rubis en présence d'un excès. Les sels acides lui font prendre une couleur jaune paille. A chaud, l'addition de quelques gouttes de suc gastrique, contenant de l'HCl, à quelques gouttes d'une solution alcoolique de tropéoline, étalées sur une capsule, détermine l'apparition d'une teinte lilas, puis bleue absolument caractéristique de l'HCl libre. On peut encore employer du papier à filtre imbibé avec la solution alcoolique et séché. Ce papier, humecté avec la solution d'HCl, se colorera, comme nous venons de le dire. Un médecin pourrait donc, rien qu'avec ce papier, avoir déjà des renseignements fort précieux.

Jacksch a recommandé (*Klin. Diagn. inn. Krankh.*, 1889) l'emploi de la benzopurpurine 6B. Le papier, trempé dans la solution alcoolique de ce corps, et séché, se colore en bleu foncé avec 4 0/00 d'HCl. La teinte est moins forte, et disparaît par un lavage à l'éther, lorsqu'elle est provoquée par des acides gras.

Le vert émeraude, également employé par cet auteur, donne des solutions qui deviennent vert mousse, vert jaunâtre en présence des acides. Il ne semble pas que l'on puisse, avec ce réactif, différencier facilement HCl des acides organiques.

Köster, avons-nous dit, préconise le vert malachite. Ce corps donne, en solution à 0,025 0/0, une coloration bleu verdâtre, qui devient vert émeraude sous l'influence de HCl. La réaction serait déjà sensible à 0,4 0/00 d'HCl, et ne se produirait pas encore avec 10 0/0 d'acide lactique.

Uffelmann (*Zeitschs. f. Klin. Med.*, B^d VII, p. 392, 1884) a proposé de se servir de la matière colorante des myrtilles. Ces fruits sont écrasés avec un peu d'eau et la pâte agitée avec de l'alcool amylique. On se sert de cet extrait pour colorer fortement des bandes de papier que l'on fait sécher dans l'obscurité.

Ce papier a une couleur gris bleu, qui devient rosée en présence de HCl à 0,25-0,3 0/00, même en présence des peptones, de l'albumine dissoute et des sels. Les acides organiques produisent cette coloration rouge rose, mais seulement s'ils existent en excès. Lorsque l'acidité totale du liquide ne dépasse pas 2 0/00, on peut affirmer que la réaction est due à HCl.

Réactif de Günzburg. Günzburg a donné son nom à un procédé consistant à l'emploi d'un mélange de :

Phloroglucine . . . . 2 grammes.
Vanilline. . . . . 1 —
Alcool absolu. . . . . 30 —

qui est infiniment plus sensible et dont les réactions ont une valeur bien plus certaine que celles
des matières colorantes que nous avons signalées
jusqu'ici. On dépose quelques gouttes (3-4) de
cette solution dans une capsule de porcelaine; on
y ajoute la même quantité de suc gastrique; on
chauffe lentement le mélange sur une flamme
courte et il se produit, surtout au niveau des
bords du liquide, une belle coloration rouge car-
min. La réaction se produit encore avec un
liquide ne contenant que 0,05 0/0 d'acide libre.
*Elle ne se produit jamais quand il n'y a pas
d'HCl*[1]. On peut, en imbibant des bandes de papier joseph avec la solution de Günzburg et en
les mouillant avec une ou deux gouttes du
liquide retiré de l'estomac, voir, à une douce
chaleur, la coloration caractéristique apparaître
sur les bords de la tache. Ce papier se conserve
assez bien.

Boas[2] emploie un liquide dont voici la formule :

Réactif de Boas.

Résorcine bisublimée	5 grammes.	
Sucre blanc	3	—
Alcool à 80°	100	—

Ce réactif s'emploie en en faisant évaporer
3-5 gouttes avec 5 à 6 gouttes de suc gastrique.
Il se produit, si on chauffe doucement, une coloration rouge, qui disparaît à froid et qui est tout

---

1. GÜNZBURG, *Centralblatt. f. klin. Med.*, 1887, n° 40.
2. *Centralblatt. f. klin. Medicin*, 1888, n° 45.

à fait comparable à celle que donne le réactif de Günzburg.

Ces deux procédés ont la même valeur et permettent de déterminer rigoureusement la présence ou l'absence de l'acide chlorhydrique libre.

Mohr (Voyez *Boas diag. der Magen-Krankheiten*) se sert d'une solution composée de un demi-centimètre cube d'acétate de fer (solution du codex), 2 centimètres cubes d'une solution à 10 0/0 de cyanure de potassium, et d'eau en quantité suffisante pour faire 20 centimètres cubes. Ce mélange prend, sous l'influence de l'HCl, une coloration rouge brun.

On en dépose quelques gouttes dans une capsule de porcelaine et on fait arriver lentement, le long des parois, le suc gastrique à examiner. Il se produit à la surface de séparation une teinte rouge fleur de pêcher.

Cette réaction est gênée par la présence d'albumine en grande quantité.

On peut d'ailleurs, au lieu de la solution, employer du papier gris qui en aura été imbibé. Giacosa et Sansoni auraient tiré, d'après Boas, grand profit de cette dernière méthode.

L'évaluation quantitative de cet acide chlorhydrique est très délicate. Ce corps, en effet, se trouve combiné avec des substances albuminoïdes, et cela dans des conditions telles qu'il se déplacera sous l'influence d'une base minérale. Parmi les meilleurs procédés, celui de Sjöquist ne donne donc, même après les modifications que Jaksch[1] lui a fait subir, que des résultats qui expriment à la fois la quantité d'acide chlor-

Procédé de dosage de l'acide chlorhydrique.
Procédé de Sjöquist.

---

1. *Klin. Diagnostik innerer Krankheiten.* 2 Aufl., 1889, p. 127.

hydrique libre et celle qui était faiblement combinée.

Cependant, c'est un procédé exact; nous allons en donner le détail d'après Boas :

10 centimètres cubes de liquide gastrique filtré sont colorés avec quelques gouttes de tournesol sensible et additionnés de carbonate de baryte PUR jusqu'à ce que le mélange ne soit plus rouge. On porte le tout au bain-marie, dans une capsule de platine, et on l'évapore à sec en ayant soin d'éviter l'arrivée de toute vapeur d'HCl. On chauffe alors jusqu'à combustion totale de la substance organique et on épuise les cendres par l'eau chaude (80-100 centimètres cubes). On filtre. On ajoute au liquide filtré HCl et SO^4Na^2, qui transforme $BaCl^3$ en So^4Ba. Le précipité est recueilli sur un filtre dont le poids des cendres est connu, et lavé jusqu'à épuisement complet du sulfate de soude. On sèche, on calcine et on pèse. Le poids du sulfate de baryte multiplié par 0,343 donne la quantité d'acide chlorhydrique contenu dans 10 centimètres cubes de suc gastrique.

MM. Katz[1], Bourget[2], Boas[3] ont modifié ce procédé technique et l'ont rendu plus pratique en substituant à la pesée l'emploi de liqueurs titrées. Cependant, c'est toujours un procédé de

1. *Wien. med. Wchnschrft*, 1890, p. 51.
2. *De l'acide chlorhydrique dans le liquide stomacal.* (*Arch. de méd. expérimentale*, 1889, n° 6.)
3. *Centralblatt f. klin. Med.*, 1891, n° 2.

laboratoire. Nous n'y insisterons donc pas davantage.

Léo[1] a basé une autre méthode sur l'action du carbonate de chaux qui ne serait pas altéré en présence des phosphates acides de soude ou de potasse à froid, tandis qu'il est décomposé par les acides libres. Le fait est vrai théoriquement; il est difficile de se servir de ce procédé qui est infidèle, en pratique. D'autres auteurs ont cherché à employer des dosages colorimétriques. Hoffmann[2] se sert de la propriété qu'a l'acide chlorhydrique d'intervertir le sucre de canne. C'est une méthode élégante mais peu exacte ; les ferments, le mucus même, semblent capables de jouer le même rôle.

Procédé d'Hayem et Winter. MM. Hayem et Winter dosent le chlore total contenu dans le suc gastrique après évaporation en présence du carbonate de soude, calcination, lavage des cendres à l'acide nitrique étendu, neutralisation du liquide par le carbonate de soude et ébullition ; une seconde prise est évaporée à sec sans aucun mélange, redissoute, soumise à une nouvelle évaporation après addition de carbonate de soude, et traitée ensuite comme la précédente. Un troisième échantillon est simplement desséché, puis calciné.

La différence entre les résultats fournis par le dosage du chlore dans les cendres des deux pre-

---

1. *Centralblatt d. med. Wissenchaften,* 1889, n° 26.
2. *Centralblatt f. klin. med.,* 1889, n° 46.

mières capsules donne l'acide chlorhydrique libre. La différence entre la seconde et la troisième exprime la quantité de chlore combiné aux matières organiques. La troisième permet d'apprécier la quantité de chlore fixe.

Cette méthode fort séduisante, qui a déjà rendu beaucoup de services, est cependant passible de quelques critiques. Par exemple, les auteurs emploient T comme procédé de dosage une solution titrée d'azotate d'argent, et comme réactif indicateur du chromate de potasse. On verse la solution argentique dans le liquide provenant du lavage des cendres de telle ou telle capsule, après addition à ce liquide d'un peu de chromate. Cette substance, jaune, donne un précipité rouge avec l'azotate d'argent après que tout le chlore a été entraîné, mais seulement *en solution neutre*. L'azotate d'argent précipite en effet les liqueurs alcalines, tandis que le chromate se redissout au fur et à mesure de sa production dans les solutions acides[1]. Or MM. Hayem et Winter opèrent sur une solution contenant du carbonate de soude *en léger excès*. Ce carbonate de soude, CO^3Na^2, comme le carbonate de potasse CO^3K^2 est un corps *alcalin*[2]. C'est là une cause d'erreur qui pourra être rendue insignifiante par une longue habitude, mais qui est d'autant plus sérieuse pour les praticiens peu expérimentés,

1. Ritter, *Man. de Chimie pratique*. Paris, 1874.
2. *Dictionnaire de Wurtz*, II, 2º partie, 1129.

que l'excès de sel employé est variable et que les différences observées d'une capsule à l'autre sont souvent très faibles.

PROCÉDÉ DE LÉO

On ajoute à 10 centimètres cubes de contenu stomacal 5 centimètres cubes d'une solution concentrée de chlorure de calcium, et on titre l'acidité par les procédés ordinaires. Une deuxième prise de suc gastrique est additionnée d'un peu de carbonate de chaux en poudre, et filtrée. 10 centimètres de liquide filtré sont débarrassés de CO^2 par un courant d'air et de nouveau titrés après addition de 5 centimètres cubes de la solution de chlorure de calcium. Si l'on a pris la précaution de se débarrasser des acides gras par l'éther, la différence entre les résultats obtenus dans ces deux dosages devra donner la quantité d'HCl contenue dans le suc gastrique examiné.

L'un de nous avec M. Mathieu, a cherché à isoler l'acide chlorhydrique et à séparer cet élément des autres corps qui font partie du total que représente l'acidité des substances en voie de digestion. Nous aurons ultérieurement l'occasion de revenir sur ce procédé.

Recherche qualitative et quantitative de l'acide lactique.

B. *Recherche qualitative et quantitative de l'acide lactique, des acides organiques.*

Nous avons constamment employé, pour déterminer la présence de l'acide lactique, la réaction proposée par Uffelmann[1]. On ajoute 20 centimètres cubes d'eau distillée à 10 centimètres cubes d'une solution d'acide phénique à 4 0/0,

---

1. *Deutsches Archiv. f. klin. Med.*, Bd. 26, p. 431.

puis on y fait tomber une goutte d'une solution de perchlorure de fer. Le liquide prend une couleur améthyste. Il suffit de 0,1 0/0 d'acide lactique pour transformer la couleur de ce mélange en jaune citron.

On peut rendre la réaction encore plus sensible en agitant le suc gastrique avec de l'éther, recueillant ce dernier, l'évaporant et reprenant le résidu avec un peu d'eau pour en verser quelques gouttes dans le réactif. Quoique passible de plusieurs objections, ce procédé est réellément clinique et peut rendre des services sérieux dans la plupart des cas.

Mais c'est ici surtout que la composition du repas d'épreuve a une grande importance. Le lait donne en effet très facilement un excès d'acide lactique. La viande en contient une certaine quantité, et comme ce corps joue un rôle certain dans la physiologie normale et pathologique de la digestion, il faut avoir soin de n'employer, pour l'exploration, que des aliments qui ne soient pas susceptibles de modifier, par eux-mêmes, la quantité que l'on en peut rencontrer.

Le dosage de l'acide lactique est très complexe. Le seul procédé exact consiste à déterminer la formation d'un lactate de plomb que l'on dosera par la pesée. Ces cristaux donneront en outre une preuve, la seule que l'on ne puisse mettre en doute, de la présence de l'acide lactique dans le liquide examiné.

Mais ces moyens sont très difficiles à mettre

en œuvre en clinique. Cahn et Mering[1] ont indiqué une méthode longue, compliquée, dont l'exactitude est toutefois assez grande.

On distille 50 centimètres cubes de suc gastrique jusqu'à réduction au 1/4, on ajoute assez d'eau distillée pour ramener au volume primitif et on distille de nouveau jusqu'à ce que les 3/4 du liquide se soient évaporés. Le résidu est agité 6 fois de suite avec chaque fois 500 centimètres cubes d'éther. On réunit ces trois litres d'éther, on les distille, et on dose dans le résidu, l'acide lactique qui seul a pu y persister.

Dosage de l'acide lactique (procédé de Boas, *loc. cit.*).
On ajoute au suc gastrique filtré un peu d'acide sulfurique, on fait bouillir (coag. des matières albuminoïdes), on filtre, et on évapore le liquide filtré au bain-marie jusqu'à consistance sirupeuse ; on ramène au volume primitif et on évapore de nouveau. Les acides gras volatils sont ainsi écartés. On extrait l'acide lactique par de l'éther en excès (200^{cc} pour 10^{cc} de suc gastrique). L'éther est évaporé, le résidu repris par l'eau et titré par la potasse en présence de la phénolphtaléine.
Il suffit alors de savoir que 1 gramme de KHO sature exactement 3 grammes 15 d'acide lactique ($C^3H^6O^3$) pour pouvoir effectuer son calcul.

L'acide lactique est rarement le seul acide organique que l'on trouve dans le liquide retiré de l'estomac. Il est accompagné, en général, d'acide butyrique, d'acide acétique et d'autres acides gras volatils. Nous avons, comme nous le disions tout à l'heure, cherché avec M. Mathieu,

---

1. *Deutsches Archiv. f. klin. Med* , Bd. XXXIX, p. 3.

en nous basant sur ce que MM. Richet, Berthelot
et Jungfleisch ont appelé le coefficient de partage,
à séparer l'ensemble de ces acides organiques de
l'acide chlorhydrique contenu dans le suc gastrique.

Pour cela, nous dosons l'acidité totale du
liquide, retiré par le lavage et filtré. Nous obtenons un premier chiffre : A. Nous agitons alors
20 ou 30 centimètres cubes de ce suc gastrique
pendant 10 minutes avec une égale quantité
d'éther sulfurique pur, puis nous dosons l'acidité
de ce suc gastrique. Nous obtenons ainsi un
second chiffre : a. $(A - a)$ représente la quantité
d'acides organiques qui sont passés dans l'éther.
Celui-ci est alors lavé par agitation avec de l'eau
distillée, dont nous déterminons l'acidité, soit b
cette acidité. $\left(\frac{A - a}{b}\right) = C$, représente un chiffre
qui est précisément le coefficient de partage du
mélange d'acides organiques qui existe dans
notre suc gastrique. C'est-à-dire que si on vient
à laver 1 centimètre cube de ce suc gastrique
avec C centimètres cubes d'éther, l'éther enlèvera
exactement la moitié des acides organiques
contenus dans le centimètre cube de suc.

Il ne reste plus qu'à agiter 10 centimètres cubes
du liquide stomacal avec $C \times 10$ centimètres cubes
d'éther, puis à titrer l'acidité de ce liquide pour
avoir, par différence avec A, un chiffre qui nous
donne exactement la moitié des acides organiques
contenus dans le liquide que nous étudions.
L'acidité totale, moins le double de ce dernier

chiffre, représente donc l'ensemble des acides contenus dans le suc gastrique, à l'exception des acides organiques.

On comprend facilement que cet ensemble est en grande partie constitué par l'acide chlorhydrique; malheureusement les phosphates acides, les matières albuminoïdes acides entrent également pour une part dans la composition de ce total.

Si l'on fait comparativement le titrage du suc gastrique en présence du tournesol et de la phénolphtaléine, on s'aperçoit que le chiffre obtenu dans le second cas est notablement supérieur à l'autre. Cette différence est précisément due à la présence de l'acide-albumine, de la peptone, de la tyrosine et d'un certain nombre d'autres substances de même nature. Ainsi, chaque fois que l'on obtient, par la phtaléine, une acidité supérieure de $3^{mg},65$ à celle que donne le tournesol, on pourrait conclure que le liquide renfermait un gramme de peptone, si cette substance existait seule. Son mélange avec d'autres corps rend son appréciation illusoire.

Mais si on élimine du total que nous envisagions tout à l'heure, cette acidité des substances albuminoïdes; si on évalue à $0^{gr},10$ la quantité probable de phosphates acides qui sont contenus dans le suc gastrique (Hayem-Winter) au moins dans les conditions de repas d'épreuve où nous nous sommes placés, on arrivera à une donnée qui exprimera d'une façon suffisante, pour tous les besoins de la clinique, la quantité d'acide chlorhydrique, libre et en combinaison organique faible, qui se trouve dans le liquide étudié. Notre procédé est en effet moins long qu'il ne le semble : il n'exige d'ailleurs l'emploi que d'une seule liqueur titrée et d'une quantité relativement faible d'éther.

En résumé, nous avons ajouté ainsi à la liste des éléments que nous connaissions les notions suivantes :

1° La nature de l'acidité du suc gastrique ;

2° La proportion d'acides organiques ;

3° La proportion d'acide chlorhydrique ;

4° La proportion de substances albuminoïdes acides.

Nous devons maintenant dire quelques mots de l'évaluation du pouvoir digestif des différents ferments contenus dans l'estomac.

La pepsine est le plus important de ces ferments. Lorsque le suc gastrique contient de l'acide chlorhydrique libre il est très facile de se rendre compte de la présence de la pepsine ; il suffit d'abandonner, dans une étuve à 37°-40°, une petite quantité du liquide stomacal acide en présence d'un ou deux fragments d'albumine, blanc d'œuf, filaments de fibrine, etc. La digestion de ces substances ne peut en effet se faire que s'il existe de la pepsine dans le liquide.

Quelquefois le liquide est acide et cependant la digestion ne se fait pas. La réaction de Günzburg fait alors défaut. Il suffira d'ajouter quelques gouttes d'HCl pour permettre aux substances albuminoïdes de se dissoudre. Dans ces conditions d'ailleurs, il est probable que la pepsine faisait plus ou moins complètement défaut et que le liquide ne contenait que du pepsinogène.

Il n'existe pas, à proprement parler, de moyen de doser la pepsine. Tout au plus peut-on, en soumettant les liquides à des dilutions successives et se rendant compte à quel moment la digestion d'un poids connu d'albumine ne se fait plus, acquérir une idée approximative. Il est vrai de dire que cette approximation est largement suffisante.

On s'est beaucoup occupé en Allemagne, et Hammersten l'un des premiers, d'un autre corps, le ferment lab, qui, de même que la présure de veau, jouit de la propriété de faire coaguler le lait. Cette coagulation diffère de celle que l'on obtient avec l'acide lactique en ce que, dans le premier cas, le caillot donne un bloc, tandis que dans le second il s'agit d'un précipité floconneux.

Cette coagulation se produit le plus facilement en milieu neutre. Cependant les acides n'empêchent pas le caillot de se former. Pour apprécier la présence du « ferment lab » dans un suc gastrique, on neutralise quelques centimètres cubes de ce suc, on y ajoute une petite quantité d'un lait neutre, tel qu'un papier de tournesol sensibilisé y devienne bleu s'il est rouge, rouge s'il est bleu (réaction amphotère) et on abandonne le tout à l'étuve. La coagulation doit se produire au bout de 10 à 25 minutes.

Ce ferment est quelquefois remplacé ou accompagné par un corps qui lui donne naissance en présence d'un excès de chlorure de calcium. Ce corps, que les Allemands appellent « labzymogène », existe seul dans certains liquides gastriques à réaction alcaline.

Klemperer [1], Boas [2] et Rosenthal [3] ont étudié tout spécialement les réactions de ces substances et leur rôle dans la digestion. Les deux premiers ont montré qu'au début de la période digestive le labzymogène existait seul ; ce corps résiste à l'action des alcalins, mais il se transforme en ferment lab en présence de l'acide chlorhydrique dilué. D'ailleurs, les deux formes de présure coexistent pendant tout le temps de la digestion. Il est donc vraisemblable que la cellule gastrique ne sécrète que le labzymogène dont le ferment ne se produirait que sous l'action de l'acide chlorhydrique.

Klemperer n'a d'ailleurs trouvé aucune signification clinique à la présence ou à l'absence de ces éléments ; Boas leur attribue au contraire une grande importance et recommande d'en rechercher la présence. Tous deux conviennent du reste qu'il y a en clinique des cas où l'on trouve à la fois le ferment lab et l'acide chlorhydrique libre ; d'autres où ces deux éléments manquent, d'autres enfin où le ferment lab existe seul. Le liquide peut alors être neutre ou chargé d'acides organiques. Rosenthal, qui a repris ces recherches,

---

1. *Zeitschrift f. klin. Med.*, B^d XIV, p. 380.
2. *Zeitschrift f. klin. Med.*, B^d XIV, p. 249.
3. *Berlin. klin. Wchnschrft*, n° 45, 1888.

confirme au total les idées de Boas, sauf sur quelques points de détail.

La coagulation du lait dans l'estomac et la neurasthénie. Nous n'avons pas à entrer plus avant dans les discussions relatives à ces produits, et nous aurions même volontiers à peine parlé de ce ferment lab, s'il ne jouait un certain rôle dans la psychologie des dyspeptiques. On sait en effet combien ces malades se plaignent volontiers de ce que le lait *se caille sur leur estomac*, et tout le mal que l'on a à leur faire comprendre qu'il ne s'agit là que d'un phénomène physiologique. Ils éprouvent de la pesanteur après le repas et sont en général trop heureux de rattacher les phénomènes pénibles à ces masses volumineuses de caséine solidifiée qui sont quelquefois rejetées par les vomissements. C'est là le point de départ de récriminations sans nombre contre la prescription du médecin qui ordonne le lait.

Lorsque l'on a ainsi étudié les diverses substances qui constituent les facteurs de la digestion, dont on vient d'extraire les produits, il reste quelquefois à se rendre compte de la quantité et de la qualité des corps qui résultent précisément de cette digestion. Le liquide de lavage contient en effet les produits de transformation des aliments. Il peut aussi renfermer un certain nombre d'éléments étrangers. Nous avons suffisamment étudié ces derniers dans le précédent paragraphe pour n'avoir pas à y revenir. En revanche la digestion des matières albuminoïdes, celle des hydrocarbures, se traduisent par la for-

mation d'un certain nombre de corps nouveaux
qu'il serait intéressant de connaître et de doser,
puisque l'on pourrait ainsi, toutes choses étant
égales d'ailleurs, apprécier le travail utile accom-
pli par l'estomac. L'albumine se tranforme successivement en syntonine ou acide albumine, en
propeptones ou albuminoses et en peptone; ce
corps est l'aboutissant utile, assimilable de l'action de l'acide chlorhydrique et de la pepsine.

En alcalinisant légèrement le suc gastrique on
détermine la précipitation de la syntonine si elle
existe en grande quantité. A dose plus faible, il
ne se produit qu'un louche. Ce précipité se rédis-
sout dans un excès d'alcali ou dans les acides.

La propeptone et la syntonine sont précipitées à
froid par l'acide picrique, on peut donc s'en débarrasser et obtenir ainsi un liquide qui ne contienne que la peptone seule. C'est le seul fait
intéressant que nous ayons à retenir, car la propeptone ne constitue pas un corps bien défini.
Kühne et Chittenden [1] ont même distingué dans sa
composition quatre éléments différents : Protal-
buminose, deuteroalbuminose, heteroalbuminose
et dysalbuminose. Toutes ces distinctions sont
sans intérêt, et il nous suffit de les connaître. La
peptone, soluble dans l'eau, dyalisable, que ne
précipitent ni l'acide picrique, ni le mélange de
cyanure jaune et d'acide acétique, donne avec
la liqueur de Fehling, ou plus simplement avec

---

1. *Zeitschr. f. Biologie*, B^d 20, S. 11.

une solution concentrée de sulfate de cuivre alcalinisée par la lessive de potasse, une coloration rose ; c'est ce qu'on appelle la réaction du Biuret.

On pourrait se servir, pour sa détermination exacte, du procédé de Devoto [1] ; le contenu stomacal filtré est traité par le sulfate d'ammoniaque pur, à raison de 80 grammes pour 100 grammes. On porte ce mélange au bain-marie en agitant avec une baguette de verre jusqu'à ce que les cristaux soient entièrement dissous. Cette dissolution exige environ un quart d'heure pour s'effectuer. On abandonne le liquide au contact de l'eau bouillante pendant 40 à 50 minutes. Toutes les matières albuminoïdes, sauf la peptone, sont ainsi précipitées. Il est donc facile de déterminer sa présence après filtration du liquide.

On a même cherché à doser cette peptone soit par l'acide phosphotungstique, soit par le chlorure mercurique en solution neutre. Mais ce sont là des recherches dont l'intérêt ne correspond pas aux difficultés dont elles sont hérissées.

Produits de la digestion des substances hydrocarbonées. — Les hydrocarbures se transforment en une substance qui réduit la liqueur de Fehling en rouge et qui n'est autre chose que du sucre. Les stades intermédiaires de cette digestion sont marqués par la production d'amiduline, d'érythrodextrine et d'achroodextrine qui se différencient par leur réaction vis-à-vis de l'iodure

---

1. *Zeitschrft f. physiol. chemic*, B^d 15, H. S., p. 465.

de potassium. L'amiduline donne une coloration bleue, l'érythrodextrine une coloration violette et l'achroodextrine reste incolore (Boas). La seconde de ces substances existe en abondance dans les liquides stomacaux riches en HCl; la troisième appartient plutôt aux sucs gastriques qui ne renferment pas cet acide. L'intérêt diagnostique de ces nuances est extrêmement faible, et nous n'aurons plus à y revenir; retenons seulement qu'un excès d'érythrodextrine signifie une acidité normale, un excès d'achroodextrine au contraire une insuffisance de cette acidité.

Nous voudrions, avant de terminer cette étude des produits de la digestion, dire encore quelques mots des transformations de l'albumine. Il y a lieu de se demander, en effet, en présence des résultats que **M.** Mathieu et l'un de nous ont obtenus dans leur appréciation, si le rôle de l'estomac, comme organe de digestion, a une bien grande importance et si le travail qu'il effectue est indispensable à la nutrition.

Ces auteurs ont dosé [1] l'acidité d'une quinzaine de sucs gastriques successivement en présence du tournesol et de la phénolphtaléine, selon le procédé que nous avons indiqué plus haut. Dans la majorité des cas la différence varie entre $0^{gr},40$ à $0^{gr},60$ pour 1,000; en moyenne $0^{gr},50$. Si nous nous basons sur les chiffres trouvés par M. Villejean,

Évaluation du travail chlorhydropeptique effectué par l'estomac.

---

1. MATHIEU et RÉMOND, *Gazette des hôpitaux*, 17 février 1871.

dans une étude qu'il a bien voulu faire à cette occasion et sur ce sujet, nous devons admettre que la peptone correspond, au point de vue de son acidité, au $1/23^e$ de son poids estimé en acide chlorhydrique. Si donc il ne s'agissait que de peptones on devrait penser que chez les individus examinés il y avait environ 10 grammes pour 1,000 de substances albuminoïdes digérées. D'autre part, comme dans les conditions de repas d'épreuve où l'on était placé, la quantité de liquide contenu dans l'estomac n'était que de 250 grammes environ, cela faisait au total $2^{gr},50$ à 3 grammes d'albumine dissoute.

Mais il ne s'agit pas que de peptones. Au contraire, les autres corps que nous avons énumérés tout à l'heure, syntonine, propeptone, etc., comptent dans ces 3 grammes. Nous sommes donc amenés à conclure que le travail de peptonisation *complète* effectué par l'estomac est très faible, et cette conclusion a, au point de vue du diagnostic chimique des dyspepsies, au point de vue de la valeur clinique des résultats fournis par l'analyse des liquides retirés par la sonde, une très grande importance.

III

EXPLORATION DE L'ESTOMAC APRÈS L'ACTION D'EXCITANTS CHIMIQUES OU THERMIQUES

Outre le lavage de l'estomac à jeun, et son exploration au cours de la digestion d'un repas d'épreuve, il existe un certain nombre de procédés qui peuvent permettre d'apprécier rapidement dans quelles conditions générales s'effectuent les fonctions digestives. Il suffit en effet d'exciter la muqueuse gastrique soit chimiquement, soit avec de l'eau glacée, pour pouvoir retirer au bout de quelques minutes un liquide dont le pouvoir digestif, étudié *in vitro*, permettra de se rendre suffisamment compte du fonctionnement de l'organe exploré.

Jaworski[1] a le premier conseillé d'introduire une solution diluée d'acide chlorhydrique dans la cavité stomacale pour évaluer la présence des ferments digestifs dans cette cavité. Après lui, Boas a insisté sur l'utilité de ce moyen qui permet somme toutes de se rendre compte de l'ensemble

Excitations chimiques de la muqueuse gastrique.

---

1. *Deutsche med. Wochenschrift*, 1887, 36-38.

du fonctionnement glandulaire. On introduit à jeun dans l'estomac 100 centimètres cubes d'une solution décinormale d'acide chlorhydrique. Dix minutes après, on retire le liquide qui est en général légèrement opalescent; cette extraction doit se faire autant que possible par expression. On filtre et on dose l'acidité du liquide par les procédés connus. Une autre partie sert à la détermination du pouvoir digestif, une troisième à celle du ferment lab, etc. Il est important de ne pas négliger l'examen microscopique des particules retenues par le filtre.

Un procédé tout aussi simple qui ne présente en général non plus aucun inconvénient a été proposé par Leube [1] :

Si on introduit dans l'estomac, préalablement lavé, 50 centimètres cubes d'une solution de soude à 3 0/0 et 500 centimètres cubes d'eau chaude, et si 12 minutes après l'alcalinité persiste, on peut admettre qu'il y a insuffisance dans la sécrétion chimique de l'estomac.

Excitations thermiques de la muqueuse gastrique.

Au lieu de ces excitations par un produit chimique on peut avoir recours à un agent thermique. Le même auteur que nous venons de citer verse dans l'estomac du malade à jeun 100 centimètres cubes d'eau glacée que l'on retire au bout de 10 minutes, en amorçant la sonde avec 300 centimètres cubes d'eau distillée [2].

---

1. *Deutsches Archiv. f. klin. Med.*, B^d 33, S. I, 21, 1883.
2. *Deutsches Archiv. f. klin. Med.*, B^d 30.

Le liquide fourni par ce lavage rapide contient les produits de sécrétion des glandes gastriques qui ont été excitées par la basse température de l'eau. S'il est acide on le porte directement à l'étuve pour lui faire effectuer une digestion artificielle. S'il est neutre on lui ajoute préalablement une petite quantité d'acide chlorhydrique.

On pourrait aussi introduire une plus grande quantité, 200 à 250 grammes par exemple de cette eau glacée, et la retirer sans avoir besoin de la diluer, au moment de l'extraction, par une nouvelle quantité de liquide.

Il est regrettable que ces moyens d'exploration n'aient pas été un peu plus souvent mis en usage; ils permettent d'obtenir très vite un liquide tel que les renseignements fournis par son examen suffisent dans la grande majorité des cas.

On pourrait d'ailleurs à juste titre les rapprocher de l'électrisation de l'estomac, par laquelle Hoffmann a obtenu des résultats fort intéressants.

Cependant, à condition d'employer un repas dont la digestion puisse se faire rapidement, l'excitation par les aliments est encore celle qui permet le mieux d'apprécier l'état des fonctions digestives. Nous avons vu comment cette appréciation devait se faire, nous devons maintenant chercher si les altérations de l'estomac, en tant qu'organe de la digestion, correspondent aux symptômes accusés par les malades. C'est à cette étude que nous consacrerons le prochain chapitre.

CHAPITRE III

LE LAVAGE COMME MOYEN DE DIAGNOSTIC

(Les dyspepsies)

Les maladies de l'estomac peuvent être divisées en deux groupes, dont l'un comprend l'ulcère, le cancer, la dilatation, dont l'autre renferme les dyspepsies. A cheval sur les deux sont les gastrites, dont l'étude anatomique n'est guère complète, dont l'importance clinique est mal déterminée.

On sait toute la vogue dont jouit, à un moment donné, ce terme, en médecine. Broussais, qui voyait dans l'estomac le point de départ et l'aboutissant de tous les phénomènes vitaux, avait fait de la gastrite la pierre angulaire de tout un édifice nosologique. Il est inutile que nous insistions sur le triste sort que subirent ces théories, du vivant même de celui qui les avait formulées.

Dans le premier des deux groupes que nous venons d'indiquer, c'est surtout la dilatation et le cancer que le lavage nous permettra de reconnaître. En effet, l'ulcère constitue par lui-même une contre-indication à l'emploi du tube, et sauf certains cas où cette affection aura évolué d'une façon latente, on s'abstiendra le plus souvent de laver l'estomac des malades qui en seront atteints.

La dilatation peut être le résultat d'une atonie des fibres musculaires de l'estomac ; ou bien elle est consécutive à la présence d'un rétrécissement siégeant au niveau du pylore. Dans une troisième série de faits elle reconnaît comme origine l'existence d'un obstacle au cours des matières, situé en un point du duodénum. Selon que l'on aura affaire à telle ou telle de ces variétés, les résultats fournis par le lavage varieront suffisamment pour que l'on puisse, à peu près constamment, poser un diagnostic.

Chaque fois que le lavage de l'estomac à jeun, le matin, permettra de retirer de la cavité gastrique des résidus alimentaires, on pourra poser le diagnostic de dilatation. En dehors des cas où cette dilatation est secondaire à une sténose des premières voies intestinales, lorsqu'elle est purement idiopathique, elle constitue une maladie rare. Si elle est accompagnée de troubles dans la sécrétion, si par exemple l'acide chlorhydrique vient à manquer et si des fermentations secondaires se produisent avec quelque abondance, le diagnostic entre cette dilatation idiopathique et la dilatation symptomatique deviendra très difficile, pour ne pas dire impossible. Cependant cette affection cède le plus souvent à un traitement méthodiquement employé. Il suffit de laver régulièrement l'estomac pendant quelques jours pour voir les parois reprendre leur tonicité ; en même temps les dou-

leurs cesseront et les sécrétions se rapprocheront
de ce qu'elles sont à l'état normal. Tout au moins
verra-t-on l'état général du malade se relever
rapidement par le simple effet de ce nettoiement
régulier de la cavité gastrique. On pourra ainsi
éliminer l'idée d'une sténose du pylore.

Dilatation par sténose du duodénum. Cette sténose est elle-même, lorsqu'elle existe,
le plus souvent consécutive à une· cicatrice
vicieuse ou à un cancer. On a pu voir des courbures anomales, des brides cicatricielles du péritoine, des tumeurs d'organes voisins, oblitérer
plus ou moins le calibre de l'intestin à ce niveau.
Mais ce genre d'obstacle est rarement situé au
pylore même. Il siège en général plus loin, sur le
duodénum ; telle par exemple l'occlusion partielle
due à la présence à ce niveau d'un rein ectopié.

On peut, en se basant sur les signes fournis par
les méthodes dont nous avons parlé dans le précédent chapitre, arriver à poser le diagnostic du
siège de cet obstacle à la déplétion gastrique. Il
va sans dire, d'ailleurs que le plus souvent ce
diagnostic sera facilité par l'emploi méthodique
des divers moyens d'exploration. Ces méthodes :
palpation, percussion, succussion, ingestion d'un
mélange effervescent, etc., seront assurément d'un
très grand secours et il ne faudra en aucun cas se
priver des renseignements qu'elles peuvent fournir. Mais ne nous occupons ici que des données
fournies par le lavage de l'estomac; notre silence
à l'égard des autres procédés ne doit donc pas
être considéré·comme une preuve que nous les

croyons mauvais, pas plus qu'il ne faudrait penser que nous refusons d'admettre l'existence des types cliniques sur la nature desquels l'emploi de la sonde ne peut nous renseigner et dont nous ne parlerons pas.

Nous avons montré dans le chapitre précédent que la présence du suc pancréatique, que le passage habituel de la bile dans la cavité gastrique était un bon signe d'insuffisance pylorique. Celle-ci est elle-même le plus souvent secondaire à un obstacle siégeant sur le duodénum.

On sait que le suc pancréatique se reconnaît par la digestion des matières albuminoïdes et la formation de peptones, *en milieu alcalin*. Quant à la bile, il ne faudra pas considérer comme pathologique la petite quantité de cette substance qui se trouve souvent dans l'estomac à jeun. Il semble qu'il y a physiologiquement, à l'état de repos, béance du pylore, et que cette petite quantité de bile est en réalité tout à fait inoffensive pour l'estomac. Il n'en sera plus de même lorsqu'on rencontrera, dans un suc gastrique recueilli au moment de la digestion, une quantité de bile plus ou moins considérable. Si surtout la bile apparaît à la fin de la période digestive, on pourra, pour ainsi dire à coup sûr, admettre la présence dans le duodénum d'un obstacle plus ou moins sérieux au cours des matières.

La sténose du pylore peut être le résultat, comme nous l'avons dit, d'un néoplasme, d'une cicatrice vicieuse, d'une compression de voisinage.

Quelle que soit son origine, cette sténose détermine une stase gastrique, avec dilatation secondaire, mais au rebours de ce qui se passe dans le cas précédent, le contenu de l'estomac ne sera jamais mélangé de bile. Les aliments qui auront séjourné plusieurs heures, plusieurs jours quelquefois, dans le grand cul-de-sac dilaté, présenteront des altérations diverses, mais seront le plus souvent insuffisamment digérés. Lorsque la dilatation est seulement due à la fermeture, partielle ou totale, de l'orifice intestinal, sans perturbations sécrétoires exagérées, comme dans la maladie de Reichmann, sans ulcérations comme dans le cancer, les aliments sont simplement putréfiés. Le contenu de l'estomac renferme une proportion plus ou moins considérable d'acide lactique ; il contient également de l'acide butyrique, dont l'odeur rend les matières à demi digérées particulièrement repoussantes. On trouve aussi, comme nous l'avons dit, des acides gras supérieurs. Nous n'avons pas à revenir sur les procédés capables de déceler la présence de ces différents corps. Mais à côté de ces acides, dus aux fermentations secondaires, il est possible, dans ces cas de dilatation purement mécanique, de trouver de l'acide chlorhydrique. Celui-ci ne sera pas, le plus souvent, *libre,* mais en général combiné à des substances albuminoïdes plus ou moins digérées. On pourra s'assurer de son existence, en employant la méthode Hayem-Winter, dans laquelle on aura substitué le carbonate de chaux au carbonate de soude pour l'opération qui précède immédiatement l'emploi de l'azotate d'argent. Plus simplement, on pourra précipiter les matières albuminoïdes par le tannin et mettre ainsi en liberté une certaine quantité d'HCl que l'on caractérisera directement.

L'examen chimique du résidu laissé sur le filtre permettra de reconnaître la présence de la mucine. Enfin, avec le microscope, on pourra constater l'existence des sarcines, des cristaux d'acides gras, des noyaux cellulaires plus ou moins altérés dont nous avons donné les caractères.

Jusqu'alors nous n'avons envisagé que les cas d'oblitération simple des conduits évacuateurs de l'estomac. Les résultats fournis par le lavage sont exclusivement, ou à peu près, ceux que nous venons d'indiquer.

Mais nous avons dit déjà que la dilatation pouvait, rarement il est vrai, exister alors qu'aucun obstacle ne s'oppose au cours régulier du contenu stomacal.

Nous verrons en effet, tout à l'heure, quand nous étudierons les dyspepsies et leurs symptômes objectifs, que l'irritation chronique des glandes stomacales peut aboutir à une véritable atonie des fibres musculaires. Cette dilatation secondaire est absolument comparable, comme symptômes, à la dilatation primitive dont nous parlions au début de ce chapitre. Mais, en somme, elle fait plutôt partie des dyspepsies, nous l'étudierons en détail un peu plus loin. Qu'il nous suffise d'en avoir ici indiqué les caractères généraux.

Cancer de l'estomac.

Le cancer peut oblitérer le pylore et donner lieu, tant qu'il n'est pas ulcéré, aux symptômes de stase que nous venons de décrire. En général, cependant, il ne tarde pas à présenter des points plus ou moins profondément corrodés. Dans ces conditions, l'aspect, la composition des liquides retirés par la sonde changeront notablement. Si, au lieu de siéger au pylore, le néoplasme est localisé à la petite courbure, ou au grand cul-de-sac de l'estomac, sa présence imprimera encore des caractères particuliers aux produits de la digestion, quoique ceux-ci ne soient pas retenus pendant un temps exagéré dans la cavité gastrique. Ces modifications portent à la fois sur l'acide chlorhydrique, sur les acides organiques, sur les ferments.

On a voulu faire de la présence ou de l'absence de l'acide chlorhydrique dans l'estomac un signe pathognomonique du cancer. La discussion a été extrêmement longue. Tantôt on a pu poser le diagnostic de néoplasie cancéreuse en se basant sur ce seul caractère; tantôt, au contraire, on a constaté plusieurs fois que la dyspepsie nerveuse pouvait suffire pour empêcher l'acide chlorhydrique d'exister à l'état libre dans les produits de la digestion.

Ici il s'agissait d'un malade cancéreux, âgé de 75 ans, qui présentait à l'autopsie un cancer du pylore, ulcéré. Ce cancer avait déterminé la formation d'une ectasie gastrique considérable; cependant *toujours* les repas d'épreuve avaient

permis de constater la présence de l'acide chlorhydrique /libre. Ailleurs on trouve la relation de
huit cas où n'existaient ni acide chlorhydrique,
ni pepsine. Et cependant il s'agissait de gens,
âgés il est vrai, mais nullement cancéreux; bien
plus, les troubles digestifs étaient peu marqués.
Ce que l'on peut dire cependant, c'est que si
l'acide chlorhydrique manque d'une façon constante, si en même temps il existe de l'acide lactique en excès, si le ferment lab vient à disparaître ainsi que la pepsine, on pourra faire le
diagnostic de cancer probable. Les autres symptômes, tumeur locale, cachexie, etc., permettront
d'être encore plus affirmatif. Enfin certains auteurs
ont prétendu, et nous avons déjà signalé ce fait,
que] l'examen histologique des résidus qui se
trouvent sur le filtre, en démontrant la présence
dans ces résidus de cellules cancéreuses, de globules
rouges, etc., permettra de compléter les données
déjà obtenues. La présence fréquente de petites
quantités de sang, digéré ou non, qui n'est en
effet qu'un signe banal d'ulcération, acquerra une
valeur beaucoup plus considérable quand elle
accompagnera les autres signes que nous venons
d'énumérer. Outre la dyspepsie nerveuse, la
dégénérescence amyloïde des vaisseaux de la
paroi stomacale déterminera également une disparition de l'acide chlorhydrique libre. L'abus des
purgatifs peut provoquer la même altération.

MM. Bouveret et Devic viennent de publier
.plusieurs observations de ce qu'ils ont appelé la

La maladie de
Reichmann.

maladie de Reichmann. Sous l'influence d'une irritation prolongée, d'une mastication insuffisante, d'excès alimentaires, l'estomac sécrète d'abord une quantité exagérée d'acide chlorhydrique. Le même symptôme peut être dû, d'après Reichmann, à l'hystérie, à la neurasthénie, au tabès. Nous en avons nous-mêmes publié des exemples d'origine nettement traumatique. Au bout d'un certain temps de cette hyperacidité, sur l'étude de laquelle nous devrons insister plus tard, la sécrétion tend à durer plus longtemps qu'à l'état normal. On arrive ainsi à constater ce que Jaworski appelle : *secretio hyperacida continua simplex*. Puis, et ceci surtout chez les buveurs, apparaît une modification anatomique de la muqueuse avec desquamation cellulaire abondante. L'estomac contient du liquide, même à jeun ; ce liquide trouble, opalescent, coloré ou non par de la bile, renferme, outre un excès d'acide chlorhydrique, des débris alimentaires. C'est qu'en effet, dès ce moment aussi, la musculature est intéressée, et il se produit de la dilatation par atonie musculaire. A la longue, spontanément, la sécrétion acide disparaît. Si on cherche à faire digérer des matières albuminoïdes par le liquide contenu dans l'estomac à jeun, on constate que cette digestion n'est possible qu'après addition d'HCl. Enfin la pepsine n'est plus sécrétée, l'estomac se recouvre de mucus en plus ou moins grande abondance. D'ailleurs la dilatation par atonie musculaire persiste, et l'on se trouve en

présence d'une maladie qui simule étrangement
les phénomènes du cancer. La confusion pourra
encore être particulièrement plus facile si le
syndrome que nous envisageons est dû à l'alcoolisme. Il se produit, par suite de l'ingestion
exagérée de l'alcool et des essences, de petites
érosions de la muqueuse qui peuvent laisser
suinter du sang. Celui-ci ne sera retiré par le
lavage qu'après avoir séjourné plus ou moins
longtemps dans l'estomac; il présentera donc les
mêmes altérations que celles qui sont considérées
par certains auteurs comme pathognomoniques
de l'ulcération cancéreuse.

Cette maladie de Reichmann, qui à un certain L'ulcère rond.
moment de son histoire clinique se rattache
bien au groupe des gastrites dont nous parlions
au début, peut donc simuler l'ulcère au commencement de son évolution, le cancer à la fin.

L'ulcère, avons-nous dit, est un contre-indica-
teur à l'emploi de la sonde; la contre-indication
est formelle lorsqu'une hématémèse antérieure
a rendu le diagnostic pour ainsi dire indiscutable.
Il y a en effet, lorsqu'il existe une ulcération un
peu étendue et capable d'intéresser quelque gros
vaisseau, un danger réel à employer la sonde.
Son introduction provoque des régurgitations
assez violentes, des efforts de vomissements. On
pourrait ainsi voir apparaître une hémorragie
qui, elle-même, entraînerait la mort; une perforation serait également possible, et non moins
dangereuse.

On s'abstiendra donc lorsque l'hématémèse aura permis de déterminer exactement la cause des phénomènes douloureux dont se plaint le malade. Mais comme ces phénomènes douloureux de l'ulcère ne diffèrent pas sensiblement de ceux que l'on observe au cours de la maladie dont nous venons de parler, on pourra être exposé à laver l'estomac d'un malade atteint d'hyperchlorhydrie symptomatique. Ce lavage n'a pas les inconvénients que nous signalions à l'instant, quand l'ulcération est peu profonde; il peut, d'ailleurs, rendre des services en débarrassant l'estomac de la quantité plus ou moins considérable de substances irritantes qu'il contient. Mais, dans ces cas, on ne pourra établir un diagnostic sur le simple examen des liquides ramenés par la sonde. Ce sont seulement les autres manifestations morbides, l'évolution clinique, etc., qui peuvent nous renseigner.

Le diagnostic pourra aussi devenir singulièrement difficile lorsqu'une néoplasie cancéreuse se sera développée sur le bord d'un ancien ulcère rond plus ou moins complètement cicatrisé : Hyperchlorhydrie au début, durant pendant longtemps; plus tard présence d'une quantité à peu près normale d'acide chlorhydrique; plus tard encore, catarrhe muqueux, cachexie plus ou moins accentuée, tels seront les phénomènes auxquels donnera lieu cette association. Ils ne diffèrent donc pas sensiblement de ceux que l'on observe dans la maladie de Reichmann. Les

données fournies par le lavage seront, à elles
seules, incapables de nous renseigner. On devra
s'appuyer sur la marche plus rapide de la cachexie, sur la présence d'une tumeur, etc., tous
signes que nous n'avons pas à énumérer ici.

D'autres gastrites encore peuvent donner lieu
à un ensemble de manifestations qui simuleront
plus ou moins chacune des maladies que nous
avons envisagées. Nous voulons parler de toutes
celles qui sont la conséquence d'une intoxication
ou d'une infection. Dans toutes on verra, d'après
la loi de Stokes, et secondairement à la perturbation fonctionnelle ou anatomique des glandes,
la dilatation intervenir. Nous ne prétendons point
que la dilatation ne puisse être la cause de bien
des infections, mais cette dilatation primitive ne
se rencontre guère que dans un petit nombre de
services hospitaliers. Elle ne se constate, d'ailleurs,
pas au moyen du lavage, ce qui nous dispense
de l'étudier ici.

Nous admettons donc, conformément à ce que
nous avons vu dans beaucoup de cas, et d'après
ce qui se passe dans toute cavité tapissée de
glandes et enveloppée d'une paroi musculaire,
que l'atonie de cette paroi est secondaire à l'altération des glandes.

Cette altération des glandes pourra elle-même
résulter de l'action directe, aiguë ou chronique
de l'agent infectieux ou toxique. Les cas d'intoxication aiguë, par ingestion de produits corrosifs,
sont généralement d'un diagnostic facile. Nous

verrons que le lavage peut alors rendre de grands
services, mais qui relèvent plutôt de la thérapeutique que du diagnostic.

L'ingestion fréquemment répétée d'une substance irritante détermine des troubles dont ceux
que nous avons indiqués sous le nom de maladie
de Reichmann et qui sont quelquefois secondaires
à l'alcoolisme, nous serviront d'exemple. Les crachats, que les tuberculeux déglutissent, amènent
au contact de la muqueuse digestive des quantités
toujours considérables de germes plus souvent
pathogènes, rarement complètement inoffensifs,
qui déterminent des destructions plus ou moins
superficielles de l'appareil glandulaire.

Gastrite uré-
mique. Dans d'autres cas la gastrite est due à la présence dans le sang de produits toxiques, que
ceux-ci soient d'origine banale, qu'ils résultent
d'une infection ou d'une auto-intoxication. Les
maladies graves, la fièvre typhoïde, peuvent
ainsi, et nous en avons vu des exemples, laisser
après elles des altérations de l'estomac caracté-
risées par de la dilatation, de la diminution
des sécrétions, des érosions hémorragipares.
L'urémie s'accompagne de perturbations gastriques très inquiétantes, et quelquefois ces
phénomènes traduisent une véritable lésion des
parois stomacales. Mais dans l'urémie, comme
dans les maladies infectieuses, comme dans
l'embarras gastrique, on peut trouver des
sécrétions gastriques et une capacité digestive
intactes, malgré les vomissements, malgré les

perturbations des fonctions stomacales dont se plaignent les malades. Le système nerveux semble alors être seul en cause et le diagnostic par le lavage devient tout à fait impossible.

Cependant les résultats qu'il fournit sont très intéressants et permettent de comprendre dans bien des cas les raisons des troubles digestifs qui suivent ou accompagnent les maladies aiguës et chroniques. La fièvre provoque une abolition totale ou une diminution considérable de l'acide chlorhydrique. Cette règle se vérifie à peu près constamment, et dans ces cas le ferment lab semble également faire défaut. Toutefois il y a des exceptions et Uffelmann, Edinger, Ewald, etc., ont signalé des cas où l'on a trouvé des quantités notables d'acide chlorhydrique chez des fébricitants.

Dans les maladies du cœur; la fièvre fait presque toujours défaut. Hüffler[1] a examiné le suc gastrique de ces malades. Chez 9 d'entre eux il a constaté l'absence d'HCl. Max Einhorn, de New-York, Adler et Stern, de Breslau, M. Hautecœur ont également fait des recherches sur les troubles digestifs présentés par ces individus. Tantôt l'acide chlorhydrique existait en quantité à peu près normale, tantôt au contraire il avait totalement disparu. Les troubles dyspeptiques accusés par les malades n'étaient d'ailleurs, ou ne semblaient pas être en rapport avec ces modifica-

Gastrite chez les fébricitants.

Gastrite chez les cardiaques.

---

1. *München. med. Wochenschrft,* 1889, p. 562.

tions dans la composition chimique du suc gastrique. Lorsque l'on voyait se développer l'asystolie, les troubles anorexiques augmentaient. Distension gazeuse, lenteur des digestions, exceptionnellement hématémèses, tels étaient les troubles qui correspondaient à cette diminution de l'acide chlorhydrique.

M. Hautecœur [1] a cherché à établir une distinction entre les troubles par stase veineuse dus à une insuffisance, primitive ou secondaire, du cœur droit, et les perturbations digestives qui résultent de l'ischémie artérielle par insuffisance aortique.

Hüffler invoquait l'œdème, la saturation par les liquides exsudés, comme cause de l'anachlorhydrie dans la maladie mitrale. Il ajoutait que la motricité de l'organe était conservée et que les malades, quoique *apeptiques*, n'en digéraient pas moins d'une façon suffisante. Les auteurs que nous venons de citer après lui sont moins affirmatifs. Cependant, et nous y insistons à dessein, ils n'ont pas établi un rapport bien précis entre les troubles chimiques et les symptômes cliniques. Le système nerveux, croyons-nous, peut, en effet, tenir sous sa dépendance une grande partie de ces symptômes. Lorsqu'il n'y a pas asystolie, nous croyons que ces troubles digestifs sont beaucoup plutôt dus à l'état général qu'à une lésion proprement dite de l'estomac.

---

1. Thèse de doctorat, Paris, 1891. Troubles gastriques chez les cardiaques.

On sait combien volontiers les femmes rattachent aux troubles des organes génitaux, de l'utérus et de ses annexes, les sensations pénibles qu'elles éprouvent au niveau de l'estomac. Les tiraillements d'un organe par l'autre jouent, dans les théories qu'elles émettent sur leurs douleurs, un rôle très important. Il était intéressant de savoir si réellement les affections utérines avaient ainsi une influence véritable sur les fonctions de l'estomac.

En examinant un certain nombre de ces malades, Rosenthal a constaté que leurs souffrances ne correspondaient à rien de précis comme perturbations chimiques. Tantôt la sécrétion de l'acide chlorhydrique est exagérée, tantôt, au contraire, elle est réduite à son minimum; quelle que soit sa valeur, il ne semble pas qu'il y ait de corrélation entre elle et les phénomènes dont se plaignent les malades.

La chlorose, les maladies mentales [1] exercent aussi un certain rôle, mais un rôle variable, sur la richesse en acides minéraux et la quantité de la sécrétion stomacale. L'intégrité fonctionnelle de l'estomac dépend en effet de trois grands facteurs, dont il est impossible d'apprécier le rôle par la simple exploration des fonctions digestives. Pour que l'acide chlorhydrique soit sécrété d'une façon normale, il faut non seulement que les glandes de l'estomac soient intactes, mais que le sang contienne des éléments de cette sécrétion acide, et, en

---

1. Hayem, Von Noorden, etc.

troisième lieu, que les nerfs glandulaires n'aient subi aucune altération matérielle ou dynamique. Les nerfs glandulaires eux-mêmes sont placés sous la dépendance de la moelle, des centres nerveux supérieurs, peut-être même des centres psychiques. Il sera, et il est facile de le comprendre, bien malaisé de saisir quel de ces facteurs souffre quand le lavage de l'estomac nous aura permis de retirer un suc gastrique de composition différente de celle du suc normal. Cette complexité des éléments mis nécessairement en jeu par le fonctionnement de l'estomac permet de comprendre combien est difficile le diagnostic des gastrites. Nous allons voir qu'elle ne rend pas moins obscure la classification des dyspepsies.

II

On s'est demandé pendant longtemps s'il y avait un rapport constant entre les caractères cliniques des dyspepsies et les résultats obtenus en analysant le suc gastrique des malades soit pendant, soit en dehors des périodes digestives. Nous-même [1] avons souvent et longtemps cherché à établir sur les données du lavage une classification des dyspepsies. Tantôt on rencontre des

---

1. Ce paragraphe résume et reproduit en partie des communications faites à la Société médicale des hôpitaux sur des malades examinés dans le service de M. Debove par MM. Mathieu et Rémond.

malades chez lesquels il y a exagération de la
sécrétion d'acide chlorhydrique, tantôt il y a en
même temps perturbation des fonctions motrices
et des fonctions sécrétoires de l'organe, tantôt enfin
on trouve des malades dont le contenu gastrique
ne renferme que peu ou pas d'acide minéral soit
libre, soit combiné.

Dans ces conditions, et c'est d'ailleurs la conclusion à laquelle est arrivé l'un de nous dans un
travail fait en collaboration avec M. Mathieu [1]
nous croyons que l'on peut, tant au point de vue
clinique que d'après les résultats fournis par le
lavage, diviser les dyspepsies en 3 groupes :

1° Hyperchlorhydrie ;

2° Dyspepsie nervo-motrice;

3° Hyperacidité organique et stase.

1° L'*hyperchlorhydrie* est caractérisée par une
acidité exagérée du suc gastrique, due à l'acide
chlorhydrique libre ou en combinaison organique.

Le fait principal, c'est que la production d'acide
chlorhydrique ait été excessive, que cet acide
soit resté libre, volatilisable au bain-marie, ou
qu'au contraire il ait trouvé à s'unir aux substances azotées apportées par l'alimentation. Il
n'y a d'ailleurs pas lieu d'établir des catégories
différentes suivant que l'acide chlorhydrique est
libre ou combiné, puisque, selon les circonstances,
on peut, chez le même individu, rencontrer cet
acide tantôt sous l'une, tantôt sous l'autre forme.

---

1. Soc. méd. des Hôp., 5 février 1892. Formes cliniques
de la dyspepsie.

Un hyperchlorhydrique avec hypersécrétion a, dès son premier examen, le matin à jeun, un suc gastrique d'une acidité totale de 4,20 avec 3,06 d'HCl libre 0/00 et 0,53 d'HCl combiné. Le lendemain, après un repas d'épreuve d'Ewald, au bout d'une heure, on constate 0,22 d'HCl libre, et 3,37 d'HCl en combinaison azotée, mesuré par le procédé d'Hayem-Winter. Les proportions sont ainsi complètement renversées.

Un autre a un jour 0,38 0/00 d'HCl libre et 2,54 d'HCl combiné ; cinq jours plus tard on trouve, dans les mêmes conditions en apparence, 1,06 d'HCl libre et 0,66 d'HCl combiné.

Chez un troisième on note une première fois 0,78 0/00 d'HCl libre, et quelques jours plus tard 1,75 d'HCl libre et 2,24 d'HCl combiné.

On peut conclure de ces chiffres qu'il ne faut pas attacher une trop grande importance à la variation, même assez étendue, des résultats fournis par les analyses du suc gastrique. Ce qu'il faut avant tout considérer, c'est le sens général des indications obtenues. Quand on veut serrer les chiffres de trop près on trouve une multiplicité de formes qui rend toute classification impossible.

L'acidité exagérée du suc grastrique due à l'acide chlorhydrique en excès, démontrée par les réactifs colorants et l'analyse chimique, c'est là le caractère principal, d'une importance clinique capitale, des divers cas d'hyperchlorhydrie. D'ailleurs cette hyperchlorhydrie peut présenter un tableau un peu différent suivant ses divers degrés.

MM. Bouveret et Devic [1] ont étudié dans un travail récent et dont nous avons déjà parlé ces différentes formes qui peuvent se résumer ainsi :

Dans une première série de cas l'hypersécrétion est intermittente; les malades sont simplement des neurasthéniques; ils peuvent être atteints d'une affection organique du système nerveux. (Ataxie locomotrice.)

La maladie procède par crises douloureuses, séparées par des intervalles de santé le plus souvent complète. Ces crises comportent une intolérance gastrique absolue, des vomissements répétés, acides, une céphalalgie fort pénible. Les malades vomissent plus de liquide qu'il n'en ont ingéré; ils éprouvent au creux épigastrique des crampes, des sensations de brulûre atroces.

La durée de la crise est plus ou moins longue. Elle varie de quelques heures à plusieurs jours.

A cette forme succède quelquefois la seconde que nous allons décrire. Mais cette seconde forme peut s'établir d'emblée.

L'embonpoint est conservé; l'estomac contient le matin à jeun 150 centimètres cubes environ de liquide; ce chiffre peut même devenir normal; l'estomac peut être vide. Les douleurs sont moindres que dans la forme précédente, les vomissements plus rares. L'acidité du suc gastrique atteint 4,3 0/00 après un repas de Leube. Plus tard, et ceci constitue le 3e groupe, on se trouve

La maladie de Reichmann.

------

1. *La dyspepsie par hypersécrétion gastrique*. Paris, 1892.

en présence d'individus amaigris, pâles; leur teint, un peu cachectique, fait penser à celui des cancéreux. Ces malades souffrent longtemps, d'une façon intense, et vomissent parfois beaucoup. Leur estomac est dilaté, il a perdu sa tonicité musculaire et on y trouve des aliments, le matin, à jeun.

Enfin l'état des malades peut s'aggraver encore. On se trouve alors en présence d'individus chez lesquels les médecins les plus instruits porteraient volontiers le diagnostic de cancer de l'estomac. Le contenu stomacal, mélange de suc gastrique sécrété en excès et de substances amylacées qui séjournent indéfiniment, peut atteindre un volume considérable du fait même de la dilatation. Si on vient à laver l'estomac on le trouve le matin, à jeun, rempli d'une bouillie grisâtre, acide, riche en HCl. Des vomissements fréquents rejettent une partie de ces substances sans parvenir à en débarrasser complètement la cavité gastrique. Ils sont précédés, accompagnés et suivis de crises douloureuses que calment les alcalins, l'ingestion des matières albuminoïdes, et qui sont surtout intenses 3 à 4 heures après le repas.

Ces malades guérissent difficilement; Meyer a montré que seule l'atrophie du système glandulaire de la muqueuse était capable d'amener une sédation définitive de leurs souffrances.

Après avoir ainsi jeté un coup d'œil d'ensemble sur l'hyperchlorhydrie, nous devons revenir sur un certain nombre de particularités moins connues de la maladie de Reichmann et que l'un de nous, avec M. le Dr Mathieu, a plus spécialement étudiées.

Tout d'abord l'acidité totale du suc gastrique, dans les cas d'hyperchlorhydrie, n'est pas due exclusivement à l'acide chlorhydrique libre et combiné. Il y entre aussi des acides organiques qui peuvent être en quantité supérieure à la normale, ce qui est assez contraire à l'idée qu'on se fait quelquefois du rôle antiseptique de l'acide chlorhydrique. Son pouvoir antifermentescible très réel, démontré par une série de recherches expérimentales, est loin d'être absolu. MM. Hayem et Winter sont déjà arrivés à cette conclusion, mais par une voie différente. Ils comparent l'acidité totale du suc gastrique diminuée de l'acidité chlorhydrique, à l'acide chlorhydrique en combinaison azotée. Quand le rapport est supérieur à 0,80 ou 0,90, ils admettent qu'il y a acidité organique exagérée. Malheureusement, ce qui enlève de la valeur au chiffre ainsi obtenu, l'acidité totale est la somme de l'acidité de facteurs multiples dont le taux varie dans chaque cas en proportion inconnue, et dont nous avons donné plus haut l'énumération. D'autre part on ne sait pas dans quelle mesure le chlore, en combinaison organique neutre ou alcaline existe dans un suc gastrique donné. Il est donc difficile d'attribuer une signification certaine à ce rapport, de savoir de quelle nature est le quotient d'une division dont le dividende et le diviseur sont d'essence en grande partie indéterminée.

M. Mathieu et l'un de nous ont procédé directement; et, en dosant les acides organiques par l'éther, en utilisant le coefficient de partage de MM. Berthelot et Jungfleisch, dont nous avons indiqué l'emploi dans notre chapitre de technique, ils ont relevé, dans certains cas d'hyperchlorhydrie, des quantités d'acides de fermentation organique très supérieures à la normale.

Au lieu de 0,40 à 0,50, ils ont trouvé jusqu'à 1,60 chez un hyperchlorhydrique, déjà cité, qui avait 0,78 d'HCl libre et 2,16 d'HCl combiné 0/00; chez un autre avec 1,66 d'HCl libre et 1,67 d'HCl combiné ils ont relevé 0,67 d'acidité organique; 0,85 dans un autre cas avec 0,95 0/00 d'HCl libre.

Il est bon de faire remarquer qu'indépendamment des acides organiques libres il existe toujours une quantité *indéterminée* d'acides de même ordre, en combinaison également avec des substances azotées.

On voit d'après cela que la dilatation de l'estomac, même chez les hyperchlorhydriques, peut, en vertu de la stagnation, favoriser la formation de produits de fermentation organique, susceptibles peut-être de donner lieu à des accidents d'auto-intoxication. C'est un point sur lequel nous aurons à revenir en étudiant la 3e catégorie de notre classification et que MM. Bouveret et Devic ont mis en lumière dans un mémoire auquel nous avons déjà fait allusion en parlant de la tétanie.

L'intensité de la douleur chez les hyperchlorhydriques n'est que très relativement en propor-

tion du taux de l'acidité de leur suc gastrique.
C'est ainsi que des hyperchlorhydriques ont pu ne
présenter que des phénomènes de neurasthénie
banale avec une hyperacidité très élevée, 3,90
d'acidité totale dans un cas, 1,10 d'HCl libre et
2 d'HCl combiné. Un second avait 5 0/00 d'acidité
totale et 1,75 d'HCl libre, 2,24 d'HCl combiné.
Tous les deux ont été très soulagés par le traitement spécifique de l'hyperchlorhydrie : les
alcalins à haute dose.

Cette notion est importante; elle permet de
comprendre comment un simple état de neurasthénie, avec des manifestations gastriques médio-
cres, peut masquer l'hyperchlorhydrie. Elle
montre toute l'importance de l'exploration gastrique dans ces cas, puisque sans elle la maladie
pourrait rester méconnue.

Autre point à noter dans l'histoire de l'hyperchlorhydrie : Il semble que l'hypersécrétion
chlorurée acide puisse faire place, au bout
d'un certain temps, à une simple hypersécrétion
chlorurée. Nous ne sommes pas en mesure d'en
donner une démonstration péremptoire, cependant M. Mathieu et l'un de nous ont observé des
faits qui plaident fortement en faveur de cette
façon de voir.

Un homme de quarante et un ans a, depuis
quatre ans, des crises douloureuses de l'estomac,
survenant plusieurs heures après le repas, s'ac-
compagnant d'un point dorsal très intense, se ter-
minant par des vomissements abondants. A

plusieurs reprises il a eu dans ses vomissements
des matières marc de café. Il est donc à peu près
certain qu'il a été atteint d'hyperchlorhydrie et
d'ulcère rond. Au moment où on l'examine il est
demeuré hypersécréteur, mais il n'est plus hyperchlorhydrique. Le matin, à jeun, on trouve dans son
estomac 1/2 litre de liquide. On lui donne alors
le repas d'Ewald (v. ci-dessus) et au bout d'une
heure on extrait un liquide d'une acidité de
2,19 0/00. Par la méthode qui est personnelle aux
deux auteurs que nous venons de citer [1], on cal-
cule que l'estomac renferme 360 centimètres cubes
de liquide, ce qui est environ de 200 centimètres
cubes supérieur à la normale dans ces conditions.
L'hypersécrétion n'est donc pas douteuse. Par
l'analyse on trouve dans le suc gastrique extrait
2,76 de chlore total, 1,48 de chlore en combinaison
organique, 1,38 de chlore fixe.

C'est peu si on considère ces chiffres en eux-
mêmes, c'est beaucoup si l'on considère que le
contenu de l'estomac était, chez lui, délayé dans
une quantité d'eau à peu près double de la quantité normale. Cette dilution est du reste un élément dont il conviendrait de tenir compte dans
tous les cas; la chose est de toute évidence et il
est inutile d'y insister.

Seize jours plus tard on trouve 4,16 de chlore
total, 0,08 d'HCL libre, 1,67 de chlore en combinaison organique, 2,41 de chlorures fixes.

---

1. Mathieu et Rémond, Société de Biologie, 8 novembre 1891.

Huit jours plus tard, au bout de 30 minutes, acidité totale 1,82, chlore total 4,64, HCL libre 0,22, chlore en combinaison organique 1,57, chlorures fixes 2,85.

L'hypersécrétion chlorurée paraît certaine dans ce cas ; elle semble, d'ailleurs, se rattacher à un épuisement passager de la muqueuse, car sous l'influence du traitement on a vu reparaître l'acide chlorhydrique libre en propórtion élevée, en quantité supérieure à la normale.

On assiste, pour ainsi dire, au premier stade de cette atrophie de la muqueuse dont nous parlions tout à l'heure comme terminaison possible de l'hyperchlorhydrie. D'autres malades sécrètent une très petite quantité d'acide chlorhydrique libre; et cet acide n'apparaît que tardivement dans l'estomac. Ici encore comme dans les cas précédents, comme dans ceux qui forment le 2e et le 3e groupe que nous avons encore à étudier, les phénomènes cliniques ne s'adaptent que très imparfaitement aux modifications chimiques que l'on constate par le lavage.

2º *Dyspepsie nervo-motrice* [1]. Les faits que l'on peut ranger sous ce titre présentent trois caractères distinctifs :

1º L'acidité totale est normale (1,50 à 2 0/00) ou inférieure à la normale.

2º L'acide chlorhydrique, libre et combiné,

---

1. Communication à la Socété médicale des Hôpitaux par MM. A. Mathieu et A. Rémond, 12 février 1892. Malades étudiés dans le service de M. Debove.

présente un taux normal ou inférieure à la moyenne physiologique.

Dyspepsie nervo-motrice.

3º Il n'y a pas dans l'estomac de stagnation marquée. L'estomac, le matin à jeun, ne contient pas de liquide; ceci ne. veut pas dire qu'il n'y ait

Le clapotage n'a pas de valeur pathognomonique.

pas de clapotage; on sait que ce dernier signe n'a pas pour nous avec la dilatation les rapports que certains auteurs avaient voulu établir. Il dépend souvent de la production de bruits hydro-aériques, mais ces derniers siègent dans le côlon et l'intestin aussi souvent que dans l'estomac. Les phénomènes dyspeptiques, dans ces cas, paraissent devoir s'expliquer principalement, mais non exclusivement, par la viciation de la motricité gastrique.

L'existence de phénomènes dyspeptiques, indépendants de tout substratum chimique est admise par beaucoup d'auteurs. MM. Hayem et Winter, eux-mêmes, accordent une place restreinte à vrai dire, à ce qu'ils appellent la *dyspepsie simple,* et ils déclarent que le *chimisme stomacal* peut être normal chez des personnes qui présentent des sensations dyspeptiques.

Les phénomènes douloureux d'ordre sensitif sont évident dans ces cas; les phénomènes moteurs ne le sont pas moins; la distension de l'estomac à la période de digestion, la constipation, indice de l'atonie intestinale, en sont la preuve. D'ailleurs, on sait que chaque fois qu'il existe dans la paroi d'un canal des fibres lisses, on peut voir apparaître des douleurs, des coliques, fort bien connues comme nature et comme mécanisme, quand il s'agit de l'intestin ou de l'uretère. Il est donc très légitime d'admettre une colique gastrique, que Kussmaul a décrite et que ce dernier auteur avait déjà désignée sous le nom caractéristique de *torminatio ventriculi nervosa*. A quoi, d'ailleurs, attribuer la dyspepsie, quand les actes chimiques sont normaux, si ce n'est à une sensibilité pervertie ou à une motricité viciée?

Certains malades ont un suc gastrique normal. L'acidité en varie entre 2,64 et 1,20 0/00. Tous avaient de l'HCL libre. On peut considérer comme rentrant dans les limites physiologiques tout suc gastrique d'une acidité de 1,30 à 2 0/00 environ, et présentant de l'acide chlorhydrique libre dans les conditions que constitue le repas d'Ewald.

Il est évident qu'il ne peut y avoir ni hyperacidité organique, ni hyperacidité chlorhydrique. De même, sans acide chlorydrique libre, une acidité de 1,60 à 2 0/00 en acide combiné devrait être également considérée comme normale. Rien ne prouve, d'ailleurs, que chez des gens sains, absolument bien portants, on ne puisse rencontrer des chiffres notablement inférieurs aux précédents. Un fait que nous citerons tout à l'heure en fournit la preuve.

Nous rangeons encore dans la même série, des faits dans lesquels l'acidité totale étant faible, inférieure à 1,50 0/00, il n'y avait que peu ou pas d'HCL libre et une quantité faible d'HCL combiné. En effet s'il n'y a pas de stase stomacale marquée, et par conséquent de fermentations secondaires excessives, avec toutes leurs conséquences nuisibles, localement par irritation permanente de la muqueuse, et à distance par vice de nutrition, il nous paraît peu important, dans le plus grand nombre des cas qu'il y ait diminution de l'acide chlorhydrique, et en conséquence, diminution du travail de digestion gastrique.

La diminution du travail chlorhydropeptique n'a pas une grande importance.

Cette façon de voir repose sur un certain nombre d'arguments dont voici les principaux : 1° expérimentalement on a vu des chiens se très bien porter et engraisser alors que leur estomac avait été extirpé ou physiologiquement supprimé. 2° Chez certaines personnes la digestion gastrique est extrêmement faible alors qu'elles jouissent d'une excellente santé.

3° Van Noorden [1] a dosé comparativement la quantité d'azote introduite par l'alimentation et la quantité d'azote éliminée par les urines et les fèces. Cela lui a permis de constater qu'avec une digestion stomacale très restreinte il pouvait y avoir une utilisation à peu près parfaite des albuminoïdes.

Des faits cliniques viennent encore confirmer ces données :

Un jeune homme de 23 ans, vigoureux, doué d'un excellent appétit, sans aucun phénomène dyspeptique, nous a fourni les chiffres suivants :

1° Repas d'Ewald à 10 heures. Lavage de l'es-

---

1. *Zeitschr. f. klin. Med*, 1890.

tomac à 10 heures 1/2, acidité 0, pas d'HCL libre, pas de peptones.

2º Repas d'Ewald à 9 heures, lavage à 10 heures. Acidité totale, 0,60 0/00 ; pas d'acide chlorhydrique libre ; pas de réaction du biuret (ni peptones, ni propeptones).

3º Repas constitué par un beefsteak et du pain. Extraction du contenu de l'estomac au bout d'une heure et demie. Acidité totale, 1,42 ; pas d'acide chlorhydrique libre ; réaction du biuret à peine marquée.

Voilà des chiffres bien inférieurs à ceux que l'on est convenu de considérer comme normaux, et cependant on les trouve chez un individu normal.

Un malade ne donne, après un repas d'épreuve d'Ewald, qu'une acidité de 0,20 0/00. Cependant il ne maigrit pas, et l'on trouve dans son urine environ 20 grammes d'urée en 24 heures.

Une femme très névropathe, chez laquelle il existe un rein flottant, n'a, avec une acidité totale de 1,45, que 1,17 de chlore en combinaison organique et pas d'acide chlorhydrique libre. Cependant dans une période où elle a gagné en poids 1 kilogramme, elle élimine environ 25 grammes d'urée par jour.

Il faut évidemment conclure de tout cela que, par lui-même, l'affaiblissement du pouvoir digestif de l'estomac n'a pas une grande gravité ; il n'est grave, sans doute, que lorsque la viciation de la sécrétion stomacale est sous la dépendance d'une lésion destructive des glandes, qu'il est difficile de supposer isolée de toute lésion des tuniques musculaires, de toute lésion des autres parties de l'appareil digestif, intestin, foie, pancréas.

Il n'en est pas de même lorsqu'il s'agit d'une simple modification névropathique de cette sécré-tion, et lorsque les choses sont réparables. On peut voir alors, et nous avons vu plusieurs fois, des hypopeptiques de la catégorie que nous envisageons à l'heure actuelle, revenir à peu près à l'état normal.

La dyspepsie nervo-motrice sans dilatation permanente, sans stase gastrique notable et sans hyperacidité n'est pas très rare. M. Mathieu et l'un de nous l'ont retrouvée 23 fois sur 54 cas. On doit cependant faire une réserve. Le repas d'Ewald, dont ils se sont servis, n'est pas excellent quand il s'agit de juger les fermentations organiques acides, et il y aurait lieu de chercher si, chez certains de ces malades, en employant un repas d'épreuve se rapprochant davantage des conditions de l'alimentation normale, on ne constaterait pas une acidité plus élevée, indice de fermentations excessives. Certains cas constitueraient ainsi des transitions entre notre 2e et notre 3e groupe. Il faut bien dire aussi que rien ne démontre, à l'heure actuelle, que les acides organiques soient très nuisibles par eux-mêmes, et que, par exemple, une acidité de 2 0/00 et même plus, due surtout à ces acides, soit une

chose particulièrement fâcheuse. On a une trop
grande tendance à considérer cette acidité organique comme l'indice qu'il existe des produits
anomaux de fermentations et par conséquent,
une source d'auto-intoxication. Cette dernière
n'a pas l'importance qu'on lui attribue en pathologie générale. Tout au moins, la preuve des
théories émises à son sujet n'a-t-elle jamais été
faite d'une façon suffisante.

L'aspect clinique de la dyspepsie nervo-motrice
est celui de la dyspepsie neurasthénique dans sa
forme commune : après le repas, pesanteur
stomacale, malaise général, lourdeur de tête,
ballonnement épigastrique et abdominal, renvois
gazeux. Les sensations d'aigreur, de pyrosis sont
peu marquées. Les vomissements sont exceptionnels, ils ne se montrent guère que d'une façon passagère, paroxystique, à propos d'une exacerbation
momentanée. Ils peuvent être l'indice de l'aggrava-
tion de l'état morbide et marquer son passage
aux formes que nous signalerons tout à l'heure.

Les phénomènes généraux de neurasthénie
sont souvent assez accentués. Abandonnés à
eux-mêmes, ou mal soignés, les malades finissent
par maigrir, parce qu'ils s'alimentent peu ou mal,
par avoir des vomissements quotidiens. En même
temps, la constipation est absolue, l'appétit se
perd tout à fait, l'état névropathique s'aggrave.
C'est là un cercle vicieux dont le lavage de
l'estomac et la suralimentation permettent de
sortir, nous verrons comment.

Formes clini-
ques de la
dyspepsie
nervo-mo-
trice.

Comme on l'a vu, ces mêmes symptômes de pesanteur, de ballonnement, de flatulence, d'atonie intestinale se retrouvent dans l'hyperchlorhydrie. C'est la meilleure preuve, avec celles que nous tirerons des faits qui constituent notre 3e groupe, que les phénomènes chimiques ont une bien faible valeur pour caractériser les dyspepsies.

Le trouble nerveux central constitue beaucoup plutôt l'élément fondamental de ces états pathologiques que le trouble local. Dans tous les cas, ce qui est certain, c'est que la prédisposition, l'excitabilité spéciale de l'individu doit être surtout invoquée pour permettre de comprendre comment tel ne souffrira pas dont les phénomènes chimiques sont réduits au minimum, tel autre présentera les mêmes souffrances avec un suc gastrique normal que celui qui ne sécrète plus ou sécrète trop d'acide chlorhydrique.

Hypéracidité organique.

3° *a) Hyperacidité organique.*

Ces formes de dyspepsie se différencient des précédentes par des sensations plus prononcées d'aigreur, de pyrosis, de brûlure au creux épigastrique. Les crises douloureuses peuvent se terminer par des vomissements.

La douleur peut, d'ailleurs, affecter la même marche que dans l'hyperchlorhydrie, et l'on ne voit pas, d'ailleurs, pourquoi une acidité qui peut dépasser 4 0/00 ne donnerait pas lieu à des manifestations semblables à celle de l'hyperacidité chlorhydrique.

Cette quantité anomale d'acides organiques

cède, d'ailleurs, rapidement au lavage, et les malades rentrent assez facilement dans le groupe que nous avons précédemment décrit.

b) Stase gastrique.

Nous avons parlé plus haut des phénomènes de dilatation vraie que l'on rencontre chez les malades atteints d'hyperchlorhydrie.

Les individus auxquels nous faisons actuellement allusion ont un suc gastrique pauvre en acides, quels que soient ces derniers. Ils vomissent abondamment, et on peut, le matin à jeun, retirer de leur estomac 300 à 800 grammes d'un liquide contenant des débris d'aliments, ingérés plus ou moins longtemps auparavant. Les vomissements peuvent survenir par crise, puis manquer pendant plusieurs jours.

Ces malades ne sont pas réunis par les ressemblances étroites que l'on trouve chez ceux que nous avons décrits au chapitre hyperchlorhydrie. Nous donnons ci-contre quelques observations qui permettront de se rendre compte rapidement des différences qu'ils peuvent présenter. Nous retrouvons, d'ailleurs, au point de vue étiologique, les mêmes causes, et au point de vue clinique pur, les mêmes symptômes que ceux sur lesquels nous avons déjà si longuement insisté. Tout ce qu'il faut retenir, c'est que ces malades sont plus gravement atteints que les dyspeptiques ne le sont habituellement, et que leur état se rapproche plus de celui des individus dont la dilatation gastrique est due à une sténose du pylore.

Obs. a [1]. B., cocher, cinquante et un ans, alcoolique, est, depuis son adolescence, atteint de rumination involontaire. Alternatives de vomissements et de diarrhée. Vomissements alimentaires abondants depuis un an. Depuis trois mois environ les gorgées d'aliments qui remontent de l'estomac ont une odeur prononcée de viande pourrie. Aigreurs, haleine fétide, amaigrissement notable, de 178 livres à 158. Le lait extrait de l'estomac présente une odeur butyrique des plus accentuées. Repas d'Ewald : acidité totale 1,80, HCl libre 0, HCl combiné 0,36.

Estomac distendu, clapotage le matin à jeun au-dessous de la ligne ombilicale.

Obs. b. F., 39 ans, femme très nerveuse; deux reins flottants, vifs chagrins, grande intolérance gastrique. Crises de vomissements durant quelquefois plusieurs jours. De temps en temps, quand les vomissements ont manqué pendant plusieurs jours, vomissements abondants le matin, 1 litre 1/2 à 2 litres, en grande partie alimentaires, d'odeur aigre prononcée.

Analyse de ces vomissements : acidité totale 1,69, HCl libre 0.

Acides organiques libres 0,95, HCl combiné 1,22.

Obs. c. Homme, 48 ans. Dyspepsie depuis huit ans, vomissements. Douleurs vives après les repas et assez tardives. Quelquefois vomissements très abondants, 3, 4 litres au dire du malade. Le lavage, pratiqué 7 heures après le repas, démontre la persistance dans l'estomac d'une masse alimentaire encore considérable. Repas d'Ewald : acidité totale 1,41, HCl libre 0, HCl combiné 1,73 0/00.

Obs. d. Femme, 29 ans, très nerveuse. Le 3 décembre 1890, le matin, on retire de l'estomac 6 à 800 grammes d'un liquide trouble, chargé de détritus alimentaire venus des repas de la veille. Acidité totale 0,85 0/00, pas d'HCl libre. — Acides organiques libres 0,57. — Le 5, on ne constate plus de stagnation le matin ; — la malade est perdue de vue.

Obs. e. F., 41 ans. Saturnisme chronique grave, atrophie

---

1. *Obs.* publiées par MM. Mathieu et Rémond. *Soc. méd. des Hôp.*, 12 février 1890, et recueillies dans le service de M. Debove.

musculaire presque généralisée, pas d'albuminurie, dilatation marquée de l'estomac, clapotage au-dessous de la ligne ombilicale, vomissements fréquents par crise durant plusieurs jours, cinq ou six vomissements par jour, vomissements très abondants quand ils ont manqué pendant plusieurs jours.

Repas d'épreuve : acidité totale 0,56, HCl libre 0, acides organiques libres 0,36, HCl combiné 1,33.

Obs. f. H., 36 ans. Chancres simples suivis d'adénite suppurée 3 ans auparavant. Il y a 2 ans, fièvre typhoïde. Il y a un an, périostite alvéolo-dentaire grave, suppurée. Influenza. Phénomènes de dyspepsie apparaissant après la fièvre typhoïde. Pesanteur, ballonnement, aigreurs. Quelquefois douleur sourde au creux épigastrique. Quatre et même six heures après le repas on perçoit à plusieurs reprises un flot gastrique marqué et du clapotage au-dessous de la ligne ombilicale. 25 novembre 1890 : Repas d'Ewald : acidité totale 0,85, pas d'HCl libre. Amélioration par le gavage avec la poudre de viande.

Au bout d'un mois HCl libre reparaît. A ce moment on trouve : acidité totale 1,09, HCl libre 0,34, HCl combiné 1,32.

Le malade s'est amélioré et travaille. Mais les mêmes accidents se reproduisent et s'accentuent. Il maigrit, perd ses forces.

Le 28 janvier 1891 on trouve : acidité totale 0,49, HCl 0.

Le malade se cachectise de plus en plus et meurt de tuberculose pulmonaire en avril 1891.

Arrivés au terme de cette rapide revue des maladies de l'estomac et des renseignements que peuvent donner sur elles les divers procédés d'examen du suc gastrique, nous croyons utile de jeter un coup d'œil d'ensemble sur les résultats obtenus et de noter brièvement à quoi correspondent en clinique les variations de chacun des facteurs de ce suc.

Acide chlorhydrique :

Cette substance peut exister en quantité normale, en quantité exagérée, ou manquer d'une façon plus ou moins absolue.

On en trouve une proportion normale, soit 1 à 2 0/00, dans la dyspepsie nerveuse. La tunique musculaire peut, d'ailleurs, avoir perdu sa tonicité ou présenter une tonicité exagérée.

Lorsque HCl a diminué (moins de 1 0/00), on peut avoir affaire à un individu d'ailleurs bien portant (cas personnel), ou bien il s'agit de l'une des maladies suivantes : gastrite subaiguë, gastrite chronique, ulcère rond de l'estomac ou du duodénum, cancer au début, dilatation.

S'il est exagéré, c'est-à-dire s'il dépasse 2 0/00, on peut n'avoir devant soi qu'un simple état névropathique de la muqueuse. Dans d'autres cas, il s'agit d'un adénôme d'ailleurs bénin. L'ulcère rond est souvent en cause; et lorsqu'un cancer s'est développé sur la cicatrice d'un ulcère, on peut encore noter la même exagération de HCl.

Enfin l'acide chlorhydrique peut avoir disparu. Si, en même temps que cette disparition, on constate de la cachexie et une tumeur locale, on pourra poser le diagnostic de cancer. Mais la disparition de l'acide chlorhydrique, comme phénomène isolé, peut se retrouver dans la gastrite chronique, et alors les ferments manquent, ou dans la neurasthénie gastrique, auquel cas la digestion peptique se fera encore, moyennant l'addition d'une petite quantité d'HCl.

L'acide lactique existe à peu près toujours

pendant la digestion des repas ordinaires. On sait qu'on constate sa présence dans les viandes, dont il constitue un déchet normal. On ne pourra donc s'étonner de sa présence que lorsque le malade aura pris le repas d'Ewald. Dans ces cas encore, il faudra soigneusement éliminer les causes d'erreurs qui peuvent provenir d'une altération de la muqueuse buccale, des dents, de l'arrière-gorge.

L'acide lactique en excès, c'est-à-dire en quantité supérieure à 0,3 0/00, une heure après le repas d'Ewald, n'existe, en général, que s'il y a ulcération de l'estomac, cancer en un point autre que le pylore, ou enfin oblitération de cet orifice.

La sténose du pylore sera encore plus probable s'il existe, dans le contenu stomacal, des acides organiques supérieurs, tels que les acides butyrique, caprique, caproïque, etc.

Enfin les ferments, que l'on étudie, en général, moins que les divers corps que nous venons de citer, peuvent donner quelques renseignements précieux. D'abord, d'une façon générale, leur diminution est une preuve de la diminution des fonctions glandulaires ; si cette diminution est peu marquée, il n'y aura cependant pas lieu d'en tenir compte.

Boas a plus particulièrement insisté sur les variations du labzymogène. D'après lui, sa présence régulièrement constatée prouve que les autres troubles, quels qu'ils soient, sont d'origine purement nerveuse ; sa diminution légère résulte

d'un catarrhe curable. Sa diminution considérable, son absence, indiquent une lésion irrémédiable des glandes, lésion d'ailleurs primitive
ou secondaire.

Telles sont les données les plus précises que
nous puissions retirer des nombreux documents
qui nous sont passés sous les yeux. On y voit
clairement exposé ce fait que, ici comme ailleurs,
il n'est guère de troubles qu'une simple névrose
ne puisse tenir sous sa dépendance et combien il
faudra, partant du diagnostic chimique, se
garder de faire des divisions et des sous-divi-
sions dans les dyspepsies, que les notions fournies par l'étiologie et la clinique viendraient
détruire et rapidement simplifier.

CHAPITRE IV

APPLICATIONS THÉRAPEUTIQUES

Nous avons montré, en faisant l'historique, comment on avait, pendant longtemps, réservé l'emploi du lavage de l'estomac à la thérapeutique des empoisonnements. Pour s'être généralisé et être mis en œuvre dans un grand nombre de conditions différentes, le procédé qui nous occupe n'en a pas moins conservé toute sa valeur dans le traitement de ces intoxications.

Selon que l'on a affaire à tel ou tel composé minéral ou organique, les symptômes présentés par le malade diffèrent, les liquides que l'on doit employer pour modifier la substance toxique et pour calmer l'irritation causée par sa présence, ont une composition particulière. Notre rôle ne doit donc pas se borner, semble-t-il, à préconiser l'emploi du tube d'une façon générale, pour débarrasser les premières voies digestives des substances toxiques. Nous croyons, au contraire, que ce sera rendre service que d'énumérer rapidement les différents poisons qui sont habituellement introduits dans l'organisme par l'estomac, et de donner pour chacun d'eux quelques mots des symptômes et des contrepoisons les mieux appropriés.

Cependant, quand nous aurons dit qu'à l'empoisonnement par les alcaloïdes correspond l'emploi des solutions tanniques comme eaux de lavage, nous aurons donné une indication générale suffisante. De même, les empoisonnements par les substances minérales exigent l'usage de l'eau albumineuse. Celle-ci forme, comme on va le voir dans les notes ci-jointes, des albuminates métalliques, malheureusement solubles dans un excès de blanc d'œuf, et qui, par conséquent, doivent être retirés par la sonde.

Ceux de nos lecteurs que cette question de l'emploi du lavage en toxicologie pourrait intéresser, trouveront, ci-contre, une série de renseignements plus précis.

Les acides minéraux forts (acides chlorhydrique, azotique, sulfurique) ne sont guère toxiques qu'à l'état concentré; les lésions qu'ils causent tiennent beaucoup plus à la déshydratation des tissus qu'ils touchent qu'à une intoxication réelle. Les alcalins en solution concentrée, lessive de potasse, ammoniaque, etc., jouissent de propriétés caustiques tout à fait analogues. D'ailleurs on emploie souvent ces corps dans un but thérapeutique lorsqu'ils sont dilués (eau de Léchelle, de Pagliari, acide chlorhydrique officinal, eau alcaline, etc., etc.). Le plus souvent leur ingestion détermine dès l'entrée de l'œsophage des troubles anatomiques graves, des ulcérations, des corrosions, qui rendent fort difficile l'emploi du tube, et nous n'avons pas à insister plus longtemps sur ces symptômes, pour l'amélioration desquels il est à peu près impossible de recourir au lavage.

Il n'en est plus de même lorsque le produit nuisible est un acide peu corrosif mais agissant comme un poison véritable ; tel l'acide oxalique. Les solutions, même concentrées, de ce corps, ne déterminent pas d'altérations bien nettes des épithéliums ; elles provoquent des vomissements, mais dès qu'une petite quantité du poison est absorbée, le malade, d'abord excité, tombe rapidement dans le coma. A ce moment encore il y a indication à procéder le plus rapidement possible au lavage de la cavité gastrique. On emploiera comme contrepoison du sucrate de chaux, ou même simplement de l'eau de chaux qui donne un oxalate insoluble.

Plus rares et surtout plus difficilement justiciables d'une thérapeutique quelconque sont les empoisonnements par l'acide prussique. La dose toxique en est indéterminée, et dépend beaucoup des sujets. Les symptômes, à part une très courte période de convulsions, sont ceux de l'asphyxie. Cependant, comme la diffusion et l'élimination de l'acide cyanhydrique sont rapides, on aura avantage à chercher à vider l'estomac en même temps qu'on s'efforcera, par des excitations intenses, à retenir la vie pendant que l'élimination se fera.

Le lavage de l'estomac pourra rendre des services bien plus appréciables dans l'intoxication aiguë par l'alcool, soit pur, soit additionné de différentes essences (anis, menthe, absinthe), etc.

Dans ces cas on pourra rendre de réels services en procédant chez un individu dans le coma à un nettoiement complet de l'estomac. Les alcools supérieurs en effet, butylique, et surtout amylique, séjournent longtemps dans les voies digestives. Leur absorption est lente, leur action toxique considérable. Plusieurs heures même après l'ingestion des boissons qui le renfermaient, on pourra trouver l'alcool amylique, surnageant sous forme de gouttelettes huileuses, d'odeur spéciale, à la surface des matières retirées de la cavité gastrique. On arrêtera en les extrayant les progrès de l'intoxication.

L'action du lavage sera également très avantageuse et quelquefois même cette opération constituera le seul remède possible dans l'intoxication phosphorée. On débarrassera ainsi l'estomac d'une substance excessivement irritante, et comme le phosphore est peu altéré dans le milieu acide que représente le suc gastrique, on arrivera, en l'empêchant de se trouver au contact du suc

intestinal alcalin, à diminuer considérablement les accidents. D'ailleurs, on ne fera qu'imiter par cette pratique
ce qui se passe souvent dans la nature, la plupart des
gens empoisonnés par le posphore (allumettes, huile
phosphorée, etc.) étant pris de vomissements énergiques.
L'eau pure suffira, d'ailleurs, dans ces circonstances. On
avait proposé de charger cette eau avec de l'alcool, avec
de la térébenthine, mais ces substances sont sans effet. Il
en est de même de l'hypochlorite de soude, jadis proposé
par Nicklès.

Lorsque les commémoratifs permettent de penser à
un empoisonnement par les alcaloïdes, on trouve encore
dans le lavage le procédé thérapeutique, de choix, pour
ainsi dire. On connaît l'action de l'opium, de la morphine ;
une excitation vive se manifeste au début; plus tard on
voit peu à peu apparaître du coma, une respiration
stertoreuse, un état qui rappelle celui des individus
asphyxiés, ou sous le coup d'une attaque d'apoplexie. Si
l'empoisonnement est dû au laudanum, l'odeur safranée
des substances que ramènera la sonde permettra facilement de faire le diagnostic du poison ingéré.

Lorsqu'on sera appelé à soigner des enfants qui
auront, comme cela a lieu quelquefois à la campagne,
ingéré des baies de belladone; quand on se trouvera en
présence d'une intoxication par les graines de datura
stramonium grillées et infusées en guise de café; quand
l'on constatera cette dilatation spéciale de la pupille que
cause l'atropine, et les troubles intellectuels, l'agitation
aiguë que provoque cet alcaloïde, on aura recours au
lavage. Comme liquide on emploiera les infusions tanniques, feuilles de ronce, noix de Galle, café, etc. Le
savon pourrait rendre des services; mais il vaut mieux
soigneusement éviter l'emploi des liquides alcalins qui
favorisent la dissolution des substances que nous venons
d'énumérer.

Il existe encore toute une série de corps qui, tout en ne
rentrant pas dans la classe des alcaloïdes, n'en jouissent
pas moins de propriétés tout à fait comparables à celles
de ces poisons. Telles sont les feuilles de digitale et leur
principe actif, la coque du Levant qui s'emploie pour son
amertume et qui renferme la picrotoxine, les cantharides,
dont la présence dans l'estomac détermine une irritation

intense. L'ingestion de ces substances provoque des vomissements dont le lavage de l'estomac ne fera que faciliter et compléter l'action curative. C'est encore à ce procédé qu'il faudra avoir recours dans l'empoisonnement par le seigle ergoté ou par les champignons. Dans tous ces cas d'ailleurs, une fois l'estomac débarrassé de la plus grande partie possible des produits toxiques, il y aura encore à mettre en œuvre une série de procédés thérapeutiques sur lesquels nous n'avons pas à insister ici.

Le règne minéral n'est pas moins riche en substances toxiques que le règne végétal et nous ne saurions ne pas nous arrêter quelques instants sur les poisons minéraux les plus fréquemment employés. En tête de ceux-ci se place l'arsenic. Celui-ci, en tant que métal, n'est pas toxique, mais toutes ses combinaisons, quelles qu'elles soient, sont extrêmement dangereuses. L'acide arsénieux est un corps blanc, pulvérulent, qui détermine les accidents graves. Il séjourne longtemps dans l'estomac et on a de grandes chances d'améliorer le pronostic *quoad vitam* tout en diminuant les douleurs du malade, en procédant à un lavage minutieux de l'organe. Les autres corps susceptibles d'être le plus fréquemment rencontrés dans un empoisonnement de ce genre sont les arsénites (liqueur de Fowler) et les arséniates (sel de Macquer, liqueur de Pearson). On ajoutera avec avantage dans tous ces cas, à l'eau employée au nettoiement de la cavité gastrique, un mélange de chlorure ferrique et de magnésie hydratée. Au besoin on pourrait remplacer cette dernière par de la magnésie calcinée. Le perchlorure donne en effet avec les sels arsénicaux alcalins un arséniate de fer insoluble dans le suc gastrique neutralisé par la magnésie ; le sel ferrique et la magnésie, en réagissant l'un sur l'autre, forment de l'hydrate ferrique qui est le contre-poison par excellence de l'acide arsénieux.

L'albumine sous forme de blanc d'œuf, qui forme avec le mercure, le plomb, le cuivre, des albuminates, malheureusement solubles dans un excès, devra être ajoutée à l'eau de lavage, lorsqu'on soupçonnera que l'un quelconque de ces métaux a pu être ingéré, ou administré dans un but criminel. Plus simplement et plus sûrement agira une solution de savon, qui, en formant des savons métalliques insolubles, empêchera une absorption ultérieure des particules toxiques qui auraient pu rester dans l'estomac.

Quel que soit d'ailleurs le poison employé, qu'il appartienne aux métaux des sections supérieures, ou au contraire qu'il s'agisse d'un sel alcalin ou alcalino-terreux parmi lesquels les dérivés du potassium, de l'ammonium, du baryum, sont tout spécialement dangereux, ce que nous avons dit suffit à faire comprendre quel devra être le rôle du lavage de l'estomac dans ces conditions. Nettoiement rapide et complet de la muqueuse digestive, certitude de mettre au contact du poison des substances capables d'en neutraliser l'effet, tels seront ses avantages incontestables. Ils suffiraient à eux seuls à en justifier l'étude et l'emploi en thérapeutique. Il ne faudra d'ailleurs pas négliger, dans un cas du genre de ceux que nous venons de passer en revue et lorsqu'on aura quelque raison de soupçonner un crime, de mettre de côté et d'empêcher toute contamination ultérieure des matières retirées de l'estomac. Leur examen pourra avoir plus tard une importance médico-légale considérable.

Rôle du lavage de l'estomac en médecine légale.

L'embarras gastrique, la gastrite aiguë, nous ne parlons pas de la phlegmoneuse, tient, par un côté de son histoire, aux empoisonnements. D'autre part elle se rattache par ses aboutissants à la dilatation de l'estomac. Son histoire, son traitement, l'influence que peut exercer sur elle le lavage de l'estomac seront donc ici à leur place et nous pourrons nous y arrêter d'autant

plus facilement que nous n'y avons que fort peu
accordé d'attention jusqu'ici. L'embarras gastrique peut tantôt être considéré comme un
symptôme, comme un phénomène prémonitoire
d'une maladie générale, infection ou intoxication ;
tantôt il acquiert une individualité propre et
évolue comme une maladie distincte et nettement
différenciée des autres groupes, des autres entités
cliniques. Tantôt enfin, simple phénomène secondaire, il n'est que l'expression d'un trouble
fonctionnel local, d'un excès alimentaire ; il ne
s'accompagne pas de manifestations générales,
ni de fièvre, et n'est qu'un épisode sans importance et sans durée.

Et d'abord éliminons rapidement l'embarras gastrique *ab ingestis,* celui qui succède à des repas
répétés, irréguliers, trop copieux, trop précipités ;
celui qui reconnaît comme cause un usage immo-
déré de boissons alcooliques, une veille prolongée.
Les symptômes qui le traduisent sont une inappétence absolue, du dégoût pour tous les aliments,
des nausées que provoquent la vue ou le simple
souvenir de certaines substances. Ces nausées
sont suivies de vomissements. La soif est intense,
la langue blanche, on note de l'hyperesthésie
péricranienne ; quelquefois même on peut assister
à un léger mouvement fébrile. C'est alors ce que
Sauvages décrivait sous le nom d'Ephemera ple-
thorica (ex vino) ou d'Ephemera nauseativa (ex
crapulà). Tous ces symptômes s'amendent rapidement, mais lorsque leur persistance menace de

devenir gênante, lorsque, dans les premières heures après leur apparition, le malade a besoin de revenir rapidement à la santé, le lavage de l'estomac jouit de propriétés curatives véritablement spécifiques et bien supérieures à celles, si vantées et si illusoires, de l'ammoniaque. L'emploi de la sonde, le passage dans la cavité gastrique de deux ou trois litres d'un liquide alcalin tiède suffisent presque toujours pour remettre en état le malade et sa muqueuse.

Nous avons montré, en étudiant comment le lavage pouvait aider le diagnostic, d'une part que les affections fébriles qui s'accompagnent d'embarras gastrique, et, d'autre part que cet embarras lui-même, en tant que maladie spéciale, pouvaient fournir, à l'exploration, un suc gastrique privé d'acides minéraux.

Embarras gastrique fébrile. Que l'on ait affaire à une personne surmenée, à un anémique, ou plus simplement à un individu qui s'est laissé surprendre et fatiguer par les premiers rayons du soleil, au printemps, on constate des frissonnements, une inappétence complète, l'haleine est fétide, la bouche mauvaise, et la soif existe intense, torturante, impérieuse.

La fétidité de l'haleine est due à l'élimination bronchique des produits de fermentation secondaire dont l'estomac est encombré. La résorcine, en lavage, rendra de grands services déjà à ce moment. L'eau seule améliorerait déjà considérablement l'état gastrique du malade.

Elle le débarrasserait en effet de ces substances ingérées déjà depuis deux ou trois jours, et qui stagnent dans l'estomac. Elle le débarrasserait aussi du mucus qui encombre en si grande abondance la cavité gastrique et qui forme un des éléments constitutifs principaux des vomissements, qui sont un phénomène fréquent à cette époque de la maladie, c'est-à-dire au début.

La langue est sale, humide, large, recouverte d'un enduit blanc, quelquefois colorée en jaune par de la bile que l'on rencontre aussi dans les matières vomies et dont on doit chercher à empêcher le séjour dans l'estomac. La constipation est opiniâtre, les malades ont le ventre ballonné ; cette distention gazeuse cède, nous le verrons tout à l'heure, on ne peut mieux au lavage, et celui-ci est encore un excellent moyen de rétablir le péristaltisme normal et de ramener des selles régulières. Enfin il y a, dans cet état, si simple qu'il constitue à peine une maladie, des complications possibles. On peut observer de la douleur hépatique. Des palpitations peuvent aggraver les malaises éprouvés par le malade. Ces symptômes peuvent être atténués par le lavage.

Ce traitement peut donc être indiqué chaque fois que l'estomac, par suite d'une perturbation aiguë comme celle de l'embarras gastrique, perd pour un temps très court d'abord, mais déjà plus long lors d'une seconde crise, l'intégrité de ses fonctions motrices et sécrétoires. Si, en effet, la maladie que nous avons sommairement décrite se reproduit fréquemment, surtout si l'estomac est souvent soumis à cette fatigue extrême qui résulte d'un repas trop copieux et trop largement arrosé, les troubles moteurs, d'abord passagers, deviendront plus graves, plus prolongés. La sécrétion sera également modifiée. Ou bien elle tendra, en s'exagérant, vers cet état spécial dont nous avons déjà parlé et qui est la maladie de Reichmann, ou bien elle diminuera et l'estomac fatigué, distendu, sécrétant mal, facilement exulcéré, sera atteint de cette dilatation des gros mangeurs dont nous allons maintenant voir les indications rester presque identiques à celles que nous avons posées pour la dilatation passagère de l'embarras gastrique.

La dilatation de l'estomac a été considérée pendant longtemps, après l'apparition des travaux de Kussmaul, comme la plus importante de toutes les indications du lavage; et si cette méthode thérapeutique s'est répandue depuis et a été employée dans nombre d'autres maladies, elle n'en a pas moins conservé un rôle considérable dans le traitement de l'ectasie gastrique.

Nous avons vu, en étudiant le diagnostic, que la dilatation pouvait résulter de quatre grandes causes. A savoir :

L'atonie musculaire simple ou secondaire à une gastrite;

L'occlusion du pylore par une cicatrice ;

L'occlusion de ce même détroit par une tumeur cancéreuse ;

L'occlusion partielle du duodénum, au-dessous de l'ampoule de Vater.

Selon les différents cas, on retirera, par le lavage de l'estomac, des liquides de composition différente.

Selon les cas aussi, on verra se produire une amélioration plus ou moins accentuée et il faudra faire varier la composition des liquides que l'on emploiera.

Nous ne pouvons mieux faire que de reprendre la même classification qui nous a déjà servi et de montrer quels résultats on peut attendre du lavage selon les diverses circonstances.

Dilatation par atonie musculaire :

En employant dans ces conditions l'eau *froide* simple ou légèrement additionnée de bicarbonate de soude, on améliorera rapidement l'état du malade. Dans l'atonie musculaire simple, le lavage agit, en effet, de deux façons : d'abord, il débarrasse la muqueuse du contact irritant des aliments en voie de putréfaction ; il supprime également les produits de sécrétion anomale, acide chlorhydrique en excès, mucus en plus ou moins grande abondance, dont le contact prolongé amène de nouveaux troubles fonctionnels de l'appareil glandulaire. C'est là un véritable cercle vicieux. D'autre part, l'action de l'eau froide produit une stimulation des fibres musculaires lisses, elle augmente leur tonicité et leur permet, peu à peu, de retrouver leur contractilité normale.

Dilatation par atonie musculaire.

Mais rien de ce que nous pourrions dire ne pourrait aussi bien faire comprendre cette action du lavage dans la dilatation simple, que l'histoire d'un malade. On voudra bien nous permettre cette infraction aux règles que nous avons observées dans l'ensemble de ce travail. Nous nous bornerons, à propos de chacune des trois des premières catégories que nous avons définies tout à l'heure, à relater ainsi l'observation d'un cas type.

Obs. [1] L. Homme, 87 ans. — Pas d'antécédents héréditaires. Il y a trois ans, *après une série de contrariétés*, il se mit à vomir après avoir eu, pendant les semaines précédentes, des accès de pyrosis. Le malade vomit deux fois par jour, deux à trois heures après le repas. Il se plaint d'être constipé. Le matin, à jeun, il rendait de l'eau(?) qui, d'abord claire, a peu à peu renfermé de plus en plus d'aliments.

17 *janvier* 1890. — L'estomac est distendu le matin à jeun ; on perçoit le clapotement à quatre travers de doigts au-dessous de l'ombilic. Par la sonde, on retire une pleine cuvette d'un liquide gris sale, mélangé d'aliments, d'une odeur insupportable. Ce liquide, très acide, donne la réaction de Günsbourg.

Diagnostic. — *Atonie de la musculeuse secondairement à des troubles nerveux de la sécrétion.* — Prescription : lavage tous les matins avec de l'eau stérilisée froide.

Le 21 au soir on a lavé l'estomac du malade, *qui n'a pas vomi depuis 3 jours* et qui va à la selle sans purgatifs, et on l'a soigneusement vidé de tout ce qu'il contenait. Depuis, il est resté à jeun ; le lendemain matin, on a retiré avec la sonde 230cc d'un liquide absolument limpide. Ce liquide, dont l'acidité atteint 2,3 0/00, contient de l'HCl libre. Il ne renferme, d'ailleurs, ni acide lactique, ni peptones.

---

1. Recueillie par l'un de nous et publiée *in Arch. génér. de médecine.* Paris, 1890, juin.

On continue à laver régulièrement l'estomac de ce malade en ajoutant des alcalins (bic. de soude, magnésie calcinée, craie préparée) à l'eau de lavage. La dilatation diminue rapidement; l'estomac ne descend plus, au bout d'une dizaine de jours, au-dessous de l'ombilic et contient le matin de moins en moins de liquide. En même temps, l'état général s'améliore, grâce à la suralimentation par la poudre de viande.

Cette observation est instructive à bien des points de vue. Le malade hyperchlorhydrique (pyrosis) a d'abord présenté des accidents dus à une exagération de la motricité des fibres musculaires, irritées par cette sécrétion trop acide. Puis l'appareil moteur s'est laissé distendre et les vomissements ont présenté le matin, à jeun, une quantité de plus en plus notable d'aliments. En même temps s'établissait une constipation opiniâtre.

Malgré les vomissements répétés, l'estomac restait plein, présentant précisément ce phénomène si important sur lequel nous avons déjà insisté, de n'être jamais, à aucun moment, vide. Kussmaul a comparé cet état à ce qui se passe dans la vessie des malades qui urinent par regorgement. Quel que soit le moment où l'on pratique le sondage, on trouve toujours du liquide dans la cavité dont les parois sont devenues atones.

Le lavage a suffi à faire disparaître tous ces symptômes. L'estomac, débarrassé complètement de toutes les substances acides qui l'encombraient, et dont les glandes n'avaient encore rien perdu de leur activité, a toléré, dès le début, les aliments qui y ont été introduits. Les vomissements ont donc cessé.

L'exagération de la sécrétion chlorhydrique, premier phénomène en date, a diminué plus lentement. Mais cependant, au bout d'une dizaine de jours, tous les phénomènes subjectifs avaient disparu.

La constipation a cédé rapidement. Kussmaul avait également noté cette action du lavage comme régulateur des fonctions intestinales. On le retrouve à peu près toutes les fois que l'on met en œuvre ce mode de traitement.

Enfin, l'amélioration rapide qui s'est produite est venue confirmer le diagnostic qu'avait fait porter le tableau, tracé par le malade, des accidents antérieurs. Le pylore était libre, il n'existait ni bride cicatricielle ni agent d'aucune sorte capable de gêner le passage des aliments dans l'intestin.

Le relèvement que l'on constate dans l'état général est certainement dû en grande partie au lavage, mais il est intervenu ici, comme dans toutes les observations que nous avons pu recueillir, un élément d'amélioration important. Nous voulons parler de l'introduction par la sonde de poudre de viande. Nous reviendrons d'ailleurs plus loin sur ce procédé de suralimentation qui complète admirablement l'action du lavage, mais qui rend moins facile l'appréciation exacte de la valeur de ce procédé thérapeutique envisagé isolément.

Si nous considérons maintenant les malades dont la dilatation est secondaire à une sténose pylorique non cancéreuse, nous verrons que l'action curative du lavage n'est pas moins nette.

2° *Oblitération cicatricielle incomplète du pylore.*

Rétrécissement cicatriciel du pylore.

Les commémoratifs, les douleurs vives du malade à un moment donné, les hématémèses et le melæna antérieurs prouvent en général à eux seuls qu'il a existé autrefois un ulcère de l'estomac. Depuis ce moment, qui peut remonter à trois ou quatre années, qui peut même être plus éloigné, les malades se plaignent de ne jamais s'être complètement rétablis. Ils ont eu une période d'amélioration très nette, lorsque, sous l'influence d'un régime approprié, des alcalins, l'ulcère s'est cicatrisé, et que l'hyperacidité stomacale dont ils ont souffert a disparu. Puis, peu à peu, lorsque le retour des forces, de l'appétit, et la cessation des hémorragies leur ont permis de reprendre un régime plus conforme à leurs habitudes, ils voient apparaître de nouveaux troubles.

Au début ce sont des mouvements péristaltiques exagérés de l'estomac, mouvement douloureux pour la même raison et par le même mécanisme que ceux qui se passent dans l'intestin, lorsque celui-ci est oblitéré ou rétréci en un point.

L'obstacle devenant plus considérable, il se produit des vomissements, d'abord espacés, puis de plus en plus rapprochés, et tantôt immédiatement après les repas, tantôt au bout de quelques héures. Ce sont des vomissements acides, riches en acide chlorhydrique, et contenant la plus grande partie des matières ingérées.

Les selles à ce moment sont rares, l'appétit diminue, l'état général s'aggrave.

Localement, on constate, par les moyens d'exploration ordinaires, une distension considérable de l'estomac. Si l'on vient alors à pratiquer un lavage, on retire plusieurs litres quelquefois d'un liquide qui présente les mêmes caractères que celui dont nous parlions dans la catégorie de faits précédemment décrits. Cependant, si l'on a toujours affaire à un mélange de détritus grisâtres, contenant des débris alimentaires en plus ou moins grande quantité, on peut noter certaines différences. Ainsi, au lieu de ne constater la présence que de matières amylacées insuffisamment digérées, on trouve des débris de viande, des parasites spéciaux (sarcines). L'analyse du liquide permet de déceler les acides organiques dont nous avons plus haut indiqué les réactions. D'abord et surtout de l'acide lactique, puis des produits de fermentation dont l'odeur vient révéler la présence (acides butyrique, caprique, acétique).

C'est également dans ces cas que l'on a soupçonné et recherché, comme nous l'avons dit, les substances capables de développer la tétanie. Celle-ci semble être due à la résorption de produits extrèmement toxiques, mais dont la nature est encore inconnue.

Nous en avons donné une description suffisante

en parlant des accidents du lavage pour ne pas y insister à nouveau. Rappelons seulement que cette complication, parfois redoutable, apparaît lorsqu'une déplétion trop brusque a changé en un court espace de temps les conditions de la pression intra-abdominale. Il s'agira donc de laver avec précaution, de vider incomplètement au besoin, la première fois s'entend, l'estomac de ces malades.

Dès le premier lavage, on note, en général, une amélioration considérable. Le sommeil reparaît souvent dès le premier jour. Les douleurs cessent.

Si l'on continue régulièrement ce traitement, si, par conséquent, on enlève chaque matin ce que le pylore n'a pu laisser passer dans l'intestin, on constate très rapidement que les fermentations cessent, que la constipation cède. Les douleurs causées par le péristaltisme n'ont plus de tendance à reparaître. L'état général s'améliore donc très vite.

Il va sans dire que l'amélioration n'est possible que dans les cas où le pylore est seulement rétréci, non oblitéré. Dans les cas, au contraire, où cette oblitération serait complète, qu'elle résulte d'une cicatrice simple ou d'un cancer, la situation serait irrémédiable. Le lavage agit pourtant encore d'une façon satisfaisante, quoique simplement palliative. Il facilite encore le diagnostic, comme nous allons le voir dans le paragraphe suivant.

Cette observation et la suivante sont dues à Kussmaul. Il nous a semblé intéressant de les citer parce que ce sont des documents historiques, et les premiers cas où le lavage de l'estomac ait été efficacement introduit en thérapeutique.

Homme, 36 ans. Rétrécissement du pylore avec dilatation consécutive de l'estomac. Tumeur palpable au pylore. Durée de l'affection depuis huit ans. Commencement de marasme, amélioration considérable.

M. C. W... négociant du Palatinat badois, souffrait depuis longtemps de l'estomac, et ayant entendu parler de notre nouvelle méthode curative, s'était rendu ici dans le but de se soumettre à ce traitement, si on le jugeait à propos.

Grand de taille et de constitution robuste, M. W... s'était toujours bien porté jusqu'à il y a 8 ans. Il fut un jour atteint, à la suite d'une émotion violente pendant un voyage, de vomissements précédés d'un court malaise. A son retour chez lui, les vomissements durèrent encore pendant l'espace de quinze jours, diminuèrent ensuite et ne reparurent que rarement durant l'année suivante. A cette époque, il eut de nouveau une forte colère, les vomissements redevinrent alors plus fréquents pendant une certaine période. Pour la deuxième fois, amélioration, mais non complète. Le malade vomissait toujours de temps en temps, et d'année en année plus fréquemment. Les vomissements cessèrent pendant des cures de plusieurs semaines que fit le malade à Hombourg (1865) et à Petershal (1866 et 67) pour reparaître après son retour à la maison. En 1868, ils devinrent plus fréquents et sa santé générale baissa considérablement depuis octobre de la même année. Le malade vomissait journellement une ou deux fois, toujours quelques heures après le repas. Une sensation de brûlure et d'oppression à l'estomac précédait les vomissements, symptôme qui autrefois ne s'était jamais fait remarquer chez le malade. Il lui était par exemple arrivé d'être surpris par l'envie de vomir à l'auberge pendant qu'il jouait aux cartes, de sortir pour rendre et de rentrer ensuite pour continuer à jouer

et à boire. D'après sa description, les matières rendues·
étaient très vertes d'abord, puis plus tard brunâtres et très
aigres. Les derniers temps, un peu de sang s'y était
mêlé; les masses avaient alors une teinte chocolat et
contenaient du sang par filets. La quantité des masses
rendues ne fut jamais grande, de une demi jusqu'à trois
chopes.

Le lait froid était l'aliment le mieux supporté; chaud,
il était rendu. Les mets gras ne convenaient pas du tout.
Quant à l'appétit, il ne devint mauvais que les derniers
temps.

Les selles étaient retardées depuis plusieurs semaines,
et le malade devait se les procurer artificiellement.

Les vomissements perdaient de leur intensité dès que les
selles 'avaient repris un peu de régularité. Les forces
et la constitution du malade avaient beaucoup souffert
depuis une année.

Il était maigre, son teint gris terne. Ventre ballonné
tant soit peu pendant vers la région ombilicale et *offrant
à la palpati n un bruit de gargouillement*. Un peu à
gauche de la ligne blanche, plus haut que le nombril, on
constatait une tumeur de forme ovalaire et de la grosseur
d'une noix, lisse, dure, passablement mobile, sensible au
toucher. L'estomac, dont les contours étaient faciles à
reconnaître par l'exploration physique, avait évidemment
une position verticale et arrivait jusqu'à l'hypocondre,
s'étendait à gauche de la ligne blanche et on distinguait
de faibles mouvements péristaltiques. Après que le
malade se fut remis de son voyage et qu'il eut observé
la diététique sévère que nous avions prescrite (lait, bouillon, œufs à la coque, bifsteck, biscuits,' eau de Vichy),
nous appliquâmes la pompe pour la première fois le
14 janvier 1869 à 6 heures du soir.

L'opération occasionna beaucoup d'efforts et d'envié
de vomir et une forte sécrétion de salive 'et de mucus.
Nous évacuâmes 1 litre et demi d'un contenu dense et
acide, puis l'estomac fut rincé avec de l'eau de Vichy.
En somme, l'opération fut bien supportée.

Le 15. — La nuit a été bonne. Le malade se sent
beaucoup mieux. L'appétit est meilleur. Selle spontanée,
pour la première fois depuis longtemps. La même diététique : eau de Vichy avant et après le bifteck de midi;

10 gouttes de lactate de soude dans de l'eau de menthe. Le soir un vomissement mais de moindre acidité.

Le 16. — Application de la pompe le soir à 6 heures. Peu d'efforts. Les masses évacuées peu acides.

Le 17. — État satisfaisant. Pas de vomissements.

Le 18. — De même. Selle claire.

Le 19. — Mauvaise nuit ; malaise le matin, vomissements à midi. Pas de selle. Le soir, évacuation par la pompe d'un contenu très acide.

Le 20. — État très satisfaisant. Selle.

Le 21. — A 10 heures du matin, application de la pompe. Des morceaux de lait caillé obstruent plusieurs fois la canule. Selle par le clysopompe. Après-midi, grande lassitude. Oppression dans la région stomacale.

Le 22. — Mieux sensible. Selle spontanée. Pas de vomissements.

Le 23. — Application de la pompe.

Le 24. — État de santé très satisfaisant. Le malade reste longtemps à table le soir, parle et rit beaucoup. Pendant la nuit, vomissements.

Le 25. — La pompe à 11 heures.

Le 26. — Pas de vomissements.

Le 28. — Le malade s'introduit lui-même la sonde œsophagienne, épuise et lave lui-même son estomac avec de l'eau de Vichy.

M. W... séjourna dans notre ville jusqu'au 1er février. Il s'appliquait lui-même la pompe tous les 2 jours. Plus de vomissements. Muni d'une sonde œsophagienne, d'une pompe de Wymann et de nos recommandations diététiques, il retourna dans sa famille. Les forces et l'appétit étaient revenus, le sentiment d'oppression douloureuse n'existait plus. Selles régulières.

Durant les 4 semaines suivantes, le malade continua à la maison la même cure qu'à Fribourg. Pendant tout ce temps il ne vomit que trois fois et ne souffrit plus du tout, son poids avait augmenté de quatre livres.

Au bout de 2 mois, il nous fit part de son excellent état de santé et d'une augmentation de poids de dix livres. Aujourd'hui encore, fin août, il se porte à merveille[1].

---

1. Voir KUSSMAUL, *Arch. gén. de médecine*, 1870, t. XV, 6e série, p. 566.

3° *Obstruction cicatricielle totale; oblitération cancéreuse, partielle ou totale, du pylore.*

Occlusion cicatricielle et rétrécissement cancéreux du pylore.

Le cancer de l'estomac, surtout lorsqu'il siège au niveau de l'orifice intestinal, détermine très rapidement des phénomènes de stase et de dilatation de l'estomac.

Les malades deviennent faibles, maigres. Leur teint prend cette coloration spéciale dont nous avons déjà parlé, d'un gris tirant sur le jaune paille. En même temps se produisent des douleurs stomacales continues, avec exacerbations à la fin des périodes digestives.

On peut ne pas parvenir à déterminer, par la palpation, l'existence et le siège de la tumeur. Si on vient à pratiquer le lavage, on arrive, au contraire, après avoir retiré une plus au moins grande quantité de liquide, à pouvoir explorer la région et à découvrir le néoplasme. Le liquide retiré dans ces conditions est, comme nous l'avons dit, plus ou moins teinté en noir par du sang digéré, altéré et quelquefois difficile à reconnaître. Il atteint, les premières fois, une quantité qui peut être considérable et dépasser quatre ou cinq litres. A l'examen microscopique, on trouve d'ailleurs des sarcines, des fibres musculaires striées, provenant de la viande ingérée, des corpuscules amylacés, des bactéries saprogènes et des cellules cancéreuses (?).

Nous avons déjà insisté sur les modifications chimiques que présente le liquide gastrique dans

le cancer de l'estomac. C'est encore là une source
de renseignements qui, si leur valeur diagnostique
n'est pas indiscutable, n'en présentent pas moins
un grand intérêt, et viennent singulièrement
confirmer les données fournies par les autres
modes d'exploration.

Au point de vue thérapeutique, on observe un
soulagement très marqué. La sensation pénible
d'acidité, de brûlure, de plénitude, les nausées,
les malaises diminuent. Les douleurs, dues au
cancer, ne disparaissent pas complètement; mais
elles sont moins continues et leurs paroxysmes
atteignent une moindre intensité.

La quantité du contenu stomacal retiré par la
sonde diminue au fur et à mesure que l'on
répète les lavages.

S'il n'est pas rare les premières fois de retirer
cinq à six litres de liquide, on voit bientôt cette
quantité diminuer, et c'est tout au plus, si, en
espaçant l'opération, on arrive à trouver, tous
les deux ou trois jours, un litre ou un litre et
demi de liquide.

La dilatation de l'estomac diminue également
du fait même de cette déplétion régulière et de
l'excitation qui en résulte. Les hémorragies
sont peut-être moins fréquentes, les selles rede-
viennent quelquefois régulières et abondantes.

Enfin, l'état général n'est pas moins heureusement modifié que celui de l'estomac. Le malade,
en effet, retrouve rapidement une partie de ses
forces; ceci n'a d'ailleurs rien que de très facile

à comprendre. Le lavage, en effet, en débarrassant l'estomac des produits putréfiés qui l'encombrent, ne laisse subsister seules que les causes de cachexies qui relèvent| directement du
cancer.

Voici un exemple, également emprunté à
Kussmaul, des résultats que l'on peut obtenir dans
ces cas.

*Homme, 27 ans. — Dilatation énorme de l'estomac par la
transformation du pylore en un cercle cicatriciel d'un diamètre de 4 mill. Amélioration passagère dans le principe,
amenée par la pompe stomacale, puis affaiblissement, diminution graduelle des forces, accès spasmodiques, malgré l'emploi continu de l'instrument. Désorganisation de la muqueuse
stomacale et dégénérescence colloïde de la membrane musculaire.*

Constantin A. de K., menuisier, souffrait de l'estomac
depuis 14 ans. Immédiatement après les repas, il avait
fort souvent des renvois acides, puis deux heures plus
tard des douleurs à l'épigastre.

Ces douleurs, peu fortes les premiers temps, devinrent
très intenses avec les années. Le vin, les farineux, la
choucroute lui causaient principalement des malaises.
En 1863, l'état de sa santé le força à quitter le service
militaire. De mai en septembre, il eut beaucoup à souffrir et vomit de grandes quantités de masses acides,
mais point de sang. En 1864, amélioration amenée par
le régime sévère que le malade s'infligeait lui-même. (Il
ne se nourrissait que de soupe.) Pendant l'hiver 1866-67,
il dut quitter son travail durant 6 semaines à cause de
vomissements violents, qui cependant ne se renouvelaient pas chaque jour. Ces vomissements furent alors
attribués à la nourriture non appropriée dont se servait
le malade.

Depuis l'automne 1868, les vomissements devinrent
plus fréquents, survinrent le plus souvent deux fois par
jour, tantôt une heure, tantôt six ou huit heures après
les repas. La masse des matières vomies était de 3 à
4 litres au plus.

De plus, le malade était constipé durant 4 à 5 jours et forcé de recourir aux lavements. Tant que l'estomac renfermait des aliments, il ne pouvait dormir.

Ses souffrances étaient plus fortes que jamais, surtout dans la portion gauche de l'épigastre, et devenaient plus vives alors qu'il était couché sur le côté droit.

Depuis le milieu de janvier, le malade rendit à peu près tout ce qu'il avait pris. Les matières vomies avaient une odeur fortement acide, mais ne contenaient jamais de sang.

Lors de son admission à l'hôpital, le 16 février 1869, nous trouvâmes chez le malade, à côté d'une taille de 5 pieds 1/2 et d'une musculature assez bien développée, une maigreur et une lividité très prononcées, les yeux enfoncés dans leur orbite, les dents cariées, la langue chargée sur ses bords par des impressions profondes produites par les dents, l'épigastre un peu renfoncé, les régions méso et hypogastriques très proéminentes. L'estomac, très rempli, donnait au toucher la sensation de fluctuation ; il s'étendait jusque vers la symphyse pubienne et laissait directement reconnaître ses contours. et de lents mouvements péristaltiques. Point de tumeur constatable, poids 118 kilos.

Le 17 et le 18, le malade rendit en plusieurs fois de 2 à 4 chopes d'un liquide gris, visqueux, fermenté et riche en sarcines; il eut une selle dure et brunâtre. Le 19 février, la pompe stomacale fut appliquée pour la première fois. La sonde œsophagienne fut supportée sans douleur. On évacua près de 3 litres d'une masse grise et épaisse, après quoi on opéra le lavage de l'estomac par l'eau de Vichy. L'abdomen parut ensuite complètement vide ; on pouvait atteindre la colonne vertébrale sans trouver de tumeur. Le matin le malade reçut un bœf-steack, ce qui lui occasionna des douleurs et une sensation de brûlure. Le soir il vomit à peu près 4 chopes d'un liquide acide recouvert d'une couche de lie. sur quoi les douleurs cessèrent. La nuit, vers deux heures, il rendit encore quelques gorgées d'un liquide aqueux.

Le 20 février, le malade ne reçut, en fait de nourriture, que du lait et se sentit mieux. Le soir on appliqua la pompe, ce que l'on renouvela chaque jour jusqu'au 26 février tout en continuant le même régime alimen-

taire : on retira chaque fois 4 à 5 chopes d'un liquide
peu acide et riche en sarcines.

La constipation persista opiniâtrément, les douleurs
stomacales ne reparurent qu'une fois, le 22 février. En
somme, le malade se trouvait beaucoup mieux, dormait
bien et ne vomissait plus.

Le 26 février, bien que l'on eût appliqué la pompe le
matin, le malade rendit le soir 7 à 8 chopes de contenu
aqueux et gris, et passa une mauvaise nuit. On continua
néanmoins à se servir de la pompe et on débarrassa chaque
matin l'estomac avant le premier repas, sur quoi on
opérait le lavage par l'eau de Vichy. Comme nourriture
on lui permit plus tard, outre le lait, de la soupe, du
bouillon, des œufs crus et des beefsteaks et on lui accorda
toutes les trois heures un petit repas.

L'état du malade s'améliora bientôt d'une manière
sensible. Il se trouva, d'après son propre dire, comme il
n'avait été de longtemps. Il dormait bien et ne ressentait, à part une sensation passagère de brûlure, plus de
douleurs intenses. Il avait rapidement appris à s'introduire lui-même la sonde, sans aucun secours, à vider et
laver son estomac.

Vers le milieu de mars, il résolut de retourner chez
lui et de continuer à la maison le traitement qu'il avait
suivi à l'hôpital. Dans ce but il fit l'acquisition d'une
pompe stomacale.

Mais, malgré cette amélioration dans les symptômes
subjectifs, l'état du malade ne me contentait pas. D'abord
la constipation persistait d'une manière opiniâtre.

Les pilules d'extrait de rhubarbe restaient même
inactives; seuls les lavements d'eau chaude arrivaient
à produire des selles peu abondantes. Ensuite l'abdomen
paraissait le matin, après l'épuisement de l'estomac,
extraordinairement vide. Les intestins renfermaient évidemment fort peu de matières fécales. Enfin l'aspect
général du malade ne s'était pas amélioré. Son visage
n'était aucunement devenu plus gras, la couleur du
teint était restée d'un blanc livide, et à mon grand éton-
nement, on constata le 11 mars (juste 4 semaines après
son admission à l'hôpital et la première pesée) une
diminution de poids de 8 kilogrammes. Avouons cependant que nous avions pesé le malade alors que son

estomac était très rempli et pouvait contenir 6 à 8 kilogrammes et non après l'épuisement des masses stomacales, ce qui aurait dû avoir lieu. Ainsi, il ne s'agissait certainement pas d'un amaigrissement de 8 kilogrammes, mais du moins était-il certain que le poids n'avait pas augmenté, une diminution était même vraisemblable. Tout ceci m'inspirait des craintes sérieuses. L'orifice du pylore était assurément encore très restreint, sans cela les selles auraient été plus régulières et les intestins plus remplis. Puis on pouvait admettre un affaiblissement très important de la digestion et de la résorption, puisque malgré l'amélioration subjective et l'arrêt des vomissements, l'amaigrissement suivait une marche progressive.

Je m'expliquai le plus naturellement ce phénomène en admettant une désorganisation de la muqueuse. Ce qui parlait encore en faveur de cette manière de voir, c'est que l'on retirait chaque matin de l'estomac, avant que le malade eût fait un premier repas, 3 à 4 chopes de liquide gris jaune, très riche en sarcines, avec des matières provenant des aliments pris la veille (grains d'orge, de riz, etc.).

Le 13 mars. — Le malade, qui n'avait pas eu de selles depuis plusieurs jours, les lavements étant restés sans effet, prit des pilules drastiques composées d'extrait alcoolisé de coloquinte, d'extrait de rhubarbe composé et de scammonée. Après midi parurent des vomissements et une sensation de grand malaise. Le malade se sentit si affaibli qu'il dut se mettre au lit. A cinq heures du soir, il fut pris de sensation d'engourdissement dans les mains et les avant-bras, plus tard dans les pieds, puis aussitôt après des contractures toniques des fléchisseurs des deux mains et des avant-bras et des muscles du mollet. Il ferma les yeux; les pupilles rétrécies n'offraient aucune réaction à la lumière, on n'obtint aucune réponse aux interpellations qu'on lui adressait. En piquant la face avec une aiguille, on provoqua cependant des contractions musculaires; pouls, 120; respiration 60. Le ventre et surtout l'épigastre étaient très enfoncés; de nombreux mouvements de déglutition se faisaient remarquer. Les spasmes toniques durèrent deux minutes. Vers la fin de la crise, le malade essaya d'arrêter les contractions

par des mouvements volontaires. Après un court accès
d'emprosthotonos, les crampes disparurent, d'abord dans
les extrémités inférieures, puis celles du haut. Après la
crise le malade se sentit très fatigué et se plaignit de la
soif. Il affirma n'avoir pas perdu connaissance pendant l'accès, ce qui probablement n'est exact que pour le
commencement et la fin. On lui administra des poudres
effervescentes.

Le jour suivant, le malade se sentit encore si affaibli
qu'il ne put se servir de la pompe. Le soir survinrent de
grandes douleurs dans la région épigastrique qui disparurent à la suite de vomissements très abondants. Le
20 mars passa mieux.

En mars et dans la première semaine d'avril on remplaça
l'eau de Vichy par une solution très faible de Kressot
(15 puis 20,0 d'eau de Kressot pour 1 litre d'eau de fon-
taine, à employer en deux fois). L'état général du malade
était cependant assez bon. Malgré l'épuisement journalier
de l'estomac au moyen de la pompe, les vomissements
se renouvelaient parfois vers le soir ou pendant la nuit :
les matières vomies offraient une réaction très acide et
renfermaient des sarcines chaque fois qu'elles furent
examinées.

La *constipation* restait opiniâtre et ne pouvait être
vaincue que de temps en temps par des lavements composés d'une infusion froide de séné. On essaya en vain
de provoquer des selles au moyen de l'appareil d'induc-
tion, en appliquant un électrode dans le rectum et l'autre
sur la région stomacale. Le 26 mars survint un nouvel
accès spasmodique, qui toutefois ne fut observé que par
les gardes-malades. Le matin à 6 heures on avait appliqué la pompe : cependant il y eut vers midi des douleurs
stomacales, un malaise général et d'abondants vomissements qui n'amenèrent aucun soulagement. A trois
heures le visage du malade devint plus rouge, il se plaignit de douleurs dans la tête, les bras, les jambes et
l'abdomen et se mit au lit. Il perdit connaissance et des
convulsions ayant le caractère clonique se manifestèrent.
L'accès dura vingt minutes. Le même jour le malade raconta
avoir eu deux attaques pareilles l'hiver auparavant.

Le 9 avril et les jours suivants, le contenu de l'estomac
étant de nouveau devenu acide, on prescrivit une solution

de borate de soude (4,0 sur un litre d'eau), mais sans
résultat sensible. On laissa complètement de côté la
viande et ne permit que le lait, la soupe et les œufs.
Malgré cela, l'état du malade ne se modifia guère, sans
que cependant son poids eût diminué sensiblement ; car
le 16 avril, quatre semaines après la dernière pesée, nous
obtînmes 109 livres et demie, après avoir vidé le contenu
de l'estomac.

Le 20 avril survinrent deux accès. Le malade se trouva
mal le matin, après avoir vomi la veille ; il se plaignit
d'une soif ardente et de plénitude d'estomac.

L'après-midi on employa la pompe. Le malade vomit
pendant l'opération même. On retira en tout 9 chopes
d'un liquide verdâtre. Pour le lavage de l'estomac on
n'usa cette fois que d'eau tiède. Bientôt après survint
un accès de convulsions qui se reproduisit pendant la
nuit et le lendemain matin à dix heures et demie.

Le visage était rouge, les yeux fermés, les pupilles
rétrécies, le globe oculaire dirigé vers le haut. Le malade
se lamentait, prononçant des paroles incohérentes.
Pouls, 108. Respiration courte, superficielle, 28 à 30.
Abdomen contracté et très enfoncé, muscles du visage,
de la mâchoire, du cou et des fléchisseurs des bras dans
un état de contraction interrompu par des convulsions
cloniques. Si l'on essayait d'étendre les bras fléchis, on
éprouvait une vive résistance, et le malade éclatait en
plaintes A notre arrivée, les jambes ne prenaient pas
part à l'accès convulsif. La crise dura environ cinq
heures Le malade se sentit ensuite fortement abattu,
sans cependant parvenir au sommeil.

Depuis lors notre malade perdit de plus en plus ses forces
et ne cessait de se plaindre d'une soif très intense. Ce fut
en vain que chaque jour nous lui administrâmes des
lavements composés de vin et de bouillie de viande, dans
le but de le réconforter. Il ne supportait ni la quinine,
ni l'eau de quassia.

Pour provoquer des selles on se servait de temps en
temps de lavements de séné additionnés d'une infusion
de valériane. Contre la soif qui le torturait nous em-
ployâmes plus tard avec succès une bière brune de Bavière.

Le 27 avril le poids du malade était réduit à 108 livres
et demie. Pendant les derniers jours de la maladie, nous

laissâmes la pompe de côté. Les vomissements se répétaient chaque jour une ou deux fois et la sensation de brûlure à l'estomac était une des plaintes continuelles du malade. Son pouls devint très faible et fréquent. Le 2 du mois de mai, après un vomissement très abondant le matin, il survint dans l'après-midi une crise semblable à celles que nous avons décrites précédemment. Elle dura jusqu'au soir, sans interruption. Lors de notre tournée, à 7 heures, nous trouvâmes le malade étendu dans son lit, se lamentant, ne donnant aucune réponse, faisant continuellement des efforts pour se lever et lançant ses bras à droite et à gauche. Ceux-ci n'étaient pas raidis. Les yeux étaient dirigés fixement vers le haut, le pouls très fréquent, tantôt imperceptible, tantôt assez fort. A onze heures du soir notre malade avait cessé de vivre.

Autopsie. — Corps de taille moyenne, maigre, d'un gris blanc, les yeux très enfoncés. Couche adipeuse de l'abdomen d'une épaisseur de 6 à 10 millimètres. Musculature très sèche, de couleur brune foncée. L'estomac très dilaté ne renfermait, outre une grande quantité de gaz, que 3 chopes d'un liquide jaunâtre (de la soupe). Il remplissait l'hypochondre gauche, la région ombilicale et une grande partie de l'hypochondre droit, la portion gauche de l'épigastre et l'hypogastre jusque vers la symphise.

Le pylore, repoussé vers la droite et le bas, reposait dans la ligne mamellaire droite sur la limite des deux lobes du foie : la portion pylorique, par contre, dépassait ce point vers la droite et couvrait tout le rein et la partie supérieure du cœcum. Le côlon transverse était repoussé vers le grand bassin de toute l'étendue de la dilatation de l'estomac ; la courbure hépatique du côlon à hauteur de la 4e vertèbre lombaire, l'intestin grêle enfin rétréci, à peu près vide, acculé dans la fosse iliaque gauche et le bassin.

La muqueuse de l'estomac avait une teinte foncée en partie d'un gris rouge, en partie d'un gris jaunâtre; elle était, ainsi que la couche suivante, très épaissie. Ces caractères étaient principalement distincts dans la région pylorique. La muqueuse avait ici une surface mamelonnée et raboteuse, composée de vérucosités dures et nombreuses ressemblant à des groupes de feuillage. Sur leur

superficie on distinguait un grand nombre de défectuosités
irrégulières à marge dentelée et surface blanchâtre, dont
la dimension variait entre celle d'un grain de millet et
celle d'une lentille. Vers le centre de l'estomac, leur nombre et leur grosseur étaient plus restreints. La muqueuse
du fongus était plus ramollie et se laissait facilement en-
lever, la membrane musculaire de la partie pylorique
tant soit peu hypertrophiée.

Le pylore, transformé en un anneau circulaire tendi-
neux et cicatriciel, laissait passer une sonde uréthrale
de 4 millimètres de diamètre. L'ulcère avait une forme
arrondie et la grosseur d'un florin d'Allemagne, sa substance cicatricielle pénétrait profondément dans la couche musculaire, par place même jusque dans la membrane séreuse. Celle-ci paraissait elle-même renforcée par
un tissu fibreux radié.

Entre la muqueuse et la sous-muqueuse partant de la
cicatrice vers la petite courbe de l'estomac, se trouvait un
diverticulum d'une profondeur de 12 millimètres et pou-
vant contenir une petite cerise. — Cardia distinctement
dilaté. Œsophage renflé modérément de bas en haut[1].

La dilatation de l'estomac par rétrécissement duodénal.

4°. *Dilatation consécutive à une compression du
duodénum (par un rein mobile, par exemple).*

Les malades auxquels nous faisons maintenant
allusion se rencontrent rarement en clinique.
Nous aurions donc passé leur histoire sous silence
si nous n'avions pas tenu, pour être complets, à en
reproduire la description, faite par un certain
nombre d'auteurs.

Pour eux, les produits de fermentation gastrique, résorbés, iraient irriter le foie. Cet organe
augmenterait de volume et déplacerait ainsi peu à
peu la glande rénale. Là, d'ailleurs, se borneraient

1. Voy. Kussmaul, *Arch. générale de médecine*, 1870, p. 464, t. XV,
6e série.

pour ces auteurs les rapports du rein mobile et
de la dilatation d'estomac.

Cependant, dans certains cas, il est de toute
évidence que le rein est venu comprimer et oblitérer en partie le duodénum. L'estomac s'est laissé
distendre secondairement à cet obstacle. La dilatation favorise la production de substances toxiques. Le foie, grossi par leur résorption, contri-
buera à maintenir la luxation rénale.

On comprend donc comment, dans ces cas
encore, le lavage, la régularisation des fonctions
stomacales qui en résultent, rendront de grands
services.

On a voulu voir dans la néphroptose, qui
s'accompagne si volontiers de dilatation stomacale et d'entéroptose, l'expression d'une diathèse
particulière, la diathèse de relâchement des tissus
à fibres musculaires lisses. Cette hypothèse, qui
nous paraît bien problématique, serait encore un
encouragement au lavage, comme moyen de guérir ces dilatations. La douche réveille la tonicité
musculaire et cette amélioration ne serait pas
sans se généraliser, ne serait-ce que par la même
raison qui avait fait de la flaccidité d'abord
locale, un état pathologique secondairement
généralisé.

D'ailleurs, dans ces cas de dilatation par occlusion duodénale partielle, coudure anomale, rein
mobile, bride péritonéale, nous avons déjà dit
quels liquides se rencontraient dans la cavité
gastrique. Le suc pancréatique, la bile refluent

dans l'estomac qu'il y a grand intérèt à débarrasser de ces substances étrangères. Chez certains malades on constate une exagération de la sécrétion chlorhydrique ; chez d'autres, des phénomènes de neurasthénie gastrique qui ne peuvent que s'améliorer sous l'influence d'un nettoiement régulier de la cavité stomacale.

On voit que, quelle que soit l'origine et la nature de la dilatation en présence de laquelle on se trouve, le lavage agit toujours d'une façon analogue.

Il supprime une cause puissante d'intoxication et améliore les conditions générales de la nutrition, en même temps qu'il favorise le retour à un taux normal des diverses sécrétions, et la reprise rapide de la tonicité musculaire.

Mais son action peut être singulièrement favorisée par l'emploi, dans l'eau de lavage, de différentes substances, qui toutes répondent à une indication particulière.

Cependant, celles-ci peuvent se résumer en quelques mots, puisque nous avons consacré un paragraphe spécial à chacun des cas où le lavage pouvait être avantageusement employé et que nous ne devons parler ici que de la dilatation.

L'eau alcaline, l'eau de Vichy, est peut-être de tous les topiques locaux celui qui jouit de la meilleure action sur la muqueuse gastrique.

Froide ou chaude, elle diminue aussi bien les sécrétions exagérées d'acide qu'elle favorise, dans les cas de sécrétion insuffisante, le retour au taux normal de l'HCL disparu. Les fermentations cessent grâce à elle. Les douleurs diminuent. Cependant il serait injuste de ne pas au moins citer la *résorcine* [1] (0,5 à 2 0/0) qui a la réputation d'être un des antiseptiques de l'estomac des plus recommandables, et l'*eau chloroformée* [2] ou sulfo-carbonée, qui semblent, étendues par moitié avec de l'eau simple, calmer efficacement les douleurs, et agir favorablement sur les fermentations.

Voici, d'après M. Dujardin-Beaumetz [3], quelles sont les préparations de ces deux liquides :

L'eau chloroformée se prépare en agitant du chloroforme avec de l'eau, puis on décante le liquide et on l'étend de moitié. 100 grammes d'eau renferment alors 0gr,50 environ de chloroforme.

L'eau sulfocarbonée est moins calmante que l'eau chloroformée, mais son pouvoir antiputride est beaucoup plus considérable. On l'obtient en agitant du sulfure de carbone parfaitement pur avec de l'eau, puis en ayant soin de décanter le mélange. Cette eau renfermera 3 à 4 grammes de sulfure de carbone par litre.

On peut augmenter le pouvoir dissolvant de l'eau, en faisant dissoudre le sulfure de carbone dans un liquide savonneux auquel on a incorporé une certaine quantité de pétrole. On peut ainsi, avec 150 grammes de savon, faire dissoudre 200 grammes de sulfure de carbone par litre. Si on additionnne d'eau ce liquide parfaitement limpide, le sulfure ne se précipite pas et on peut ainsi préparer des liqueurs diluées au titre que l'on juge nécessaire.

On mélangera 200 grammes d'eau sulfo-carbonée au titre ordinaire à l'eau du lavage.

---

1. ANDEER, *Zeitschr f. Klin. Med.*, Bd II, p. 297, 1881.
2. BIANCHI, *Lo Sperimentale*, oct. 1882, p. 360.
3. DUJARDIN-BEAUMETZ, *Clinique thérapeutique,* vol. I, 1885.

Mais là ne se bornent pas les ressources de l'arsenal thérapeutique et ceux de nos lecteurs qui aiment à varier leurs ordonnances peuvent employer avec le même succès le sulfate de soude à 5 0/00, l'acide borique en solution aqueuse, étendue au quart, un lait de bismuth, l'acide salicylique, l'acide phénique en solutions étendues, le permanganate de potasse, la teinture de myrrhe, etc., etc. N'oublions pas, dans cette rapide énumération, les eaux minérales, quelles qu'elles soient, froides ou chaudes, à condition cependant qu'elles soient soigneusement recueillies et ne possèdent ni odeur désagréable, ni propriétés purgatives trop énergiques.

Nous venons de voir quels services pouvait rendre le lavage, lorsqu'il existe de l'atonie des fibres musculaires de l'estomac. Son action ne sera pas moins précieuse, lorsque la contractilité de ces fibres est exagérée, lorsqu'il existe des vomissements plus ou moins incoercibles. Ceux-ci reconnaissent tantôt comme cause principale un trouble de l'innervation, tel les vomissements incoercibles des hystériques. Dans d'autres cas ils semblent être d'origine réflexe, comme dans la grossesse ; enfin certaines intoxications, l'intoxication urémique surtout, se traduisent quelquefois par des crises de vomissements d'une guérison fort difficile.

Traitement des vomissements hystériques. M. Ballet [1] a l'un des premiers publié en 1882

1. *Progrès médical,* 17 juin.

deux observations de vomissements nerveux chez
des hystériques, qui furent guéris par l'emploi du
lavage. Depuis, les cas de ce genre se sont mul-
tipliés. Il est quelquefois difficile de faire le
diagnostic de ces vomissements. Cependant un
certain nombre de phénomènes ont été signalés
par les auteurs qui permettent de ne pas les
méconnaître. Leur fréquence, la facilité avec
laquelle ils s'effectuent, l'absence de douleurs
spontanées ou à la pression au niveau de l'estomac, le peu d'altération des aliments ainsi rejetés,
tous ces faits concourent à donner au vomissement hystérique son allure particulière. La caractéristique en sera encore fournie par les stigmates
concomitants, par la conservation de l'état général,
par le peu d'inquiétude provoquée chez le malade
par ce symptôme cependant si gênant.

L'action du tube, dans ces conditions particu-
lières, est tout à fait remarquable. Non seulement,
et des observations en ont été publiées par
MM. Dujardin-Beaumetz, Charcot, Huchard, etc.,
le vomissement cesse, mais si l'on introduit des
aliments par la sonde, on les voit demeurer dans
l'estomac et être digérés, alors qu'ils auraient
immédiatement été vomis, s'ils avaient été ingérés
à la façon ordinaire.

L'introduction de la sonde est le plus souvent
facilité par l'anesthésie du pharynx, assez fréquente. Dans d'autres cas, on est obligé d'employer toutes sortes de subterfuges et de déployer
une patience considérable, pour faire admettre

ce moyen thérapeutique. Il nous est cependant difficile d'apprécier les résultats dus au lavage seul, parce qu'on introduit le plus souvent, après avoir nettoyé la cavité gastrique, du lait ou toute autre substance par la sonde. A l'action du lavage s'ajoute donc celle de la suralimentation, sur laquelle nous reviendrons ultérieurement. Cependant ces lavages ont une action certaine et permettent très rapidement aux malades de manger sans être exposés à vomir. D'ailleurs, cette action toute spéciale se retrouve encore lorsque, chez une hystérique, les vomissements semblent avoir pour point de départ une altération génitale. Dans ces cas, les vomissements se rapprochent de ceux que l'on observe dans la grossesse, et qui, comme on le sait, prennent quelquefois une intensité suffisante pour justifier la provocation de l'avortement. Ici encore le lavage a une action remarquablement et rapidement favorable.

On pourrait admettre que le succès de cette petite opération est surtout dû à l'émotion qu'elle provoque, et que l'influence morale, la suggestion, jouent le principal rôle dans l'amélioration si rapide à laquelle on assiste. Cependant rien n'empêche de croire que le passage, dans l'estomac, d'une certaine quantité d'eau alcaline, tiède, détermine une sédation marquée du système nerveux local et que le lavage agit au moins autant en diminuant l'irritabilité de la muqueuse qu'en calmant l'excitabilité générale.

On observe souvent dans l'hystérie, surtout chez les malades qui vomissent, une diminution de la sécrétion urinaire. On a même montré que les vomissements pouvaient jouer un rôle de suppléance réelle des fonctions rénales, et que les matières vomies contenaient de l'urée. Ce corps peut être une cause déterminante des vomissements. Le lavage, en diminuant la durée de son contact avec l'estomac, exercera ainsi encore une action, sur l'utilité de laquelle nous n'avons pas à insister. De même dans la grossesse. On sait, en effet, que l'urémie gravidique a été accusée, au moins autant que les perturbations purement fonctionnelles du système nerveux, de provoquer des vomissements incoercibles. Que l'urée passe donc dans l'estomac, par suite d'une altération du rein, ou par une suppléance que l'on ne peut comprendre que par une perturbation étrange du système nerveux, le lavage répondra à la même indication. L'estomac, reposé, nettoyé, pourra tolérer ultérieurement le séjour des aliments, il pourra même les digérer plus ou moins complètement.

En dehors de l'hystérie, en dehors de la grossesse, si on constate l'existence de vomissements urémiques, on sera tout aussi en droit et de les traiter par le lavage, et d'espérer de cette thérapeutique un effet rapidement favorable.

L'urée agit d'ailleurs ici comme toutes les substances irritantes que nous avons passées en revue, en étudiant l'action du lavage dans les

Vomissements de la grossesse.

empoisonnements, et cette action est due probablement à sa décomposition en carbonate d'ammoniaque. Quelquefois enfin les vomissements peuvent être provoqués par le passage dans la cavité gastrique de corps qui, pour ne pas s'éliminer, à proprement parler, par les voies digestives, n'en constituent pas moins des produits de déchets organiques. Les crachats avalés par les tuberculeux, par exemple, irriteront la paroi stomacale et pourront même devenir la cause d'ulcérations. Celles-ci, rarement à vrai dire, seront de nature bacillaire. Le lavage, en facilitant l'élimination de ces crachats, diminuera l'anorexie que ces matières mucopurulentes provoquent si facilement. De Cerenville [1] a cité des exemples très nets de cette action particulière du lavage de l'estomac dans la tuberculose. On en trouverait d'autres dans la thèse de M. Marfan. D'ailleurs les crachats sont loin d'être les seuls corps étrangers de l'estomac, dont l'extraction soit justiciable du lavage. Leriche a rapporté l'histoire d'une jeune fille de 18 ans, modiste, qui avait avalé une épingle et qui ne la rendit qu'après avoir eu l'estomac lavé avec 15 litres d'eau. M. Bouveret se serait même servi de ce moyen pour retirer une pièce de 20 francs qu'un malade avait avalée dans le but de se guérir d'une dilatation d'estomac.

Nous n'en finirions pas si nous voulions passer en revue tous les corps étrangers dont on a

Lavage chez les tuberculeux.

Lavage pour remédier à l'ingestion de corps étrangers.

---

1. *Revue médicale de la Suisse romande,* n° 11, 1881.

signalé la présence dans l'estomac. Un certain nombre d'entre eux y ont été introduits par des individus atteints de mérycisme et qui ne pouvaient plus, à un moment donné, se débarrasser des objets avalés. L'imagination des malades s'est donnée ici peut-être aussi libre carrière que quand il s'agit de l'introduction de corps étrangers dans d'autres cavités naturelles. Une des observations les plus extraordinaires que nous ayons rencontrée à cet égard est celle d'un homme de 24 ans, étudié par Alt[1]. Cet individu, d'ailleurs gros mangeur et atteint de rumination, eut un jour l'idée d'avaler des poissons rouges de 6,5 et de 5,5 centimètres de long. On les entendit très nettement se débattre dans la cavité gastrique et 15 minutes après ils furent ramenés vivants par régurgitation volontaire. Les individus qui ruminent ainsi, dont les aliments reviennent par conséquent se mettre une seconde fois au contact de la salive, présentent quelquefois des exigences gastriques bizarres. La rumination, par exemple, peut être à ce point nécessaire à la digestion que lorsqu'elle manque, elle fait place à du pyrosis et à des douleurs stomacales réellement atroces. Ces phénomènes se relient d'ailleurs à une hyperacidité, constatable dans le liquide gastrique retiré par la sonde, et qui disparaît lorsque la nouvelle mastication a eu lieu.

Les merycoles, dont l'état est placé sous la

Le
merycisme.

---

1. *Berlin klin. Wchnschrift*, n° 26, 1888.

dépendance de perturbations psychiques,.et reconnaît comme étiologie, l'anémie, l'hypochondrie, l'hystérie, l'épilepsie, l'idiotie, l'aliénation mentale, la chorée et l'onanisme, ne sont pas toujours dans un état tel que le lavage de l'estomac se trouve indiqué. Mais certains accusent des signes plus ou moins graves de catarrhe gastrique. Les aliments, ramenés dans la cavité buccale, ont un goût acide, rance, extrèmement désagréable. Il existe en même temps une constipation plus ou moins opiniâtre. Dans ces conditions, ainsi que chaque fois qu'il se produit un séjour prolongé des aliments, et des fermentations secondaires dans l'estomac, il y a lieu de laver la cavité gastrique. Si cette opération ne guérit pas cet étrange trouble de la motilité, elle améliore au moins l'état de la muqueuse et l'état général s'en ressent forcément.

Perturbations de la sensibilité gastrique. Non seulement l'appareil moteur de l'estomac peut être lésé, soit dans le sens d'une diminution de son activité, soit au contraire, et comme nous l'avons vu, par exagération de sa motricité, et ces lésions être justiciables de l'emploi de la sonde, mais nous trouvons une indication formelle au lavage dans les perturbations nerveuses de la sensibilité et de la sécrétion.

Les premières peuvent se traduire soit par des douleurs, soit par des modifications dans les sensations normales de la faim et de l'appétit. Les secondes seront l'origine des troubles que nous avons décrits en parlant de l'hyperchlorhydrie. C'est la thérapeutique de ces divers états que nous devons maintenant étudier.

Les douleurs qui constituent ce que l'on a appelé la gastralgie, peuvent exister comme affection nerveuse idiopathique; on les trouve un peu plus souvent dans la chlorose, et, peut-être, celle-ci n'a-t-elle pas d'autre influence sur le développement de la gastralgie, que celle qu'on lui reconnaît sur la genèse de toutes les névralgies en général. Cette comparaison avec les névralgies se justifie encore dans certains cas de douleurs gastriques intermittentes, justifiables du sulfate de quinine, et qui sont placées sous la dépendance de la malaria. Enfin, le système nerveux, et les maladies dont il peut être atteint, névroses et maladies à lésions anatomiques déterminées, reconnaissent assez facilement la gastralgie comme un de leurs symptômes.

Quelle que soit d'ailleurs cette étiologie, les douleurs que l'on observe sont violentes, et quelquefois même tout à fait insupportables. Elles irradient de la région gastrique vers les flancs, l'ombilic, vers les épaules et il n'est pas très rare de leur voir présenter les mêmes caractères que les coliques des saturnins : exaspérées par un frôlement, elles se calment, au contraire, lorsqu'on appuie fortement les mains sur la paroi abdominale, à l'épigastre.

Celui-ci est tantôt rétracté, tantôt, au contraire, soulevé par des gaz. D'ailleurs, il se produit encore toute une série d'autres phénomènes du côté de la circulation, des centres nerveux, des organes génito-urinaires, phénomènes sur lesquels nous n'avons pas à insister et dont on trouvera la description dans les auteurs.

Dans ces conditions, où les douleurs sont très violentes, le lavage pourra rendre des services soit que, fait à l'exemple de Kussmaul avec de l'eau chaude, il détermine une sédation comparable à celle que provoquent les cataplasmes; soit qu'il facilite la sortie des gaz qui distendaient l'estomac. Dans d'autres cas, son action pourrait encore être singulièrement aidée et complétée par le mélange à l'eau de substances, tantôt simplement alcalines, tantôt capables de provoquer une certaine anesthésie de l'estomac. Telle est l'action de l'eau chloroformée, par exemple, telle aussi celle des mélanges capables de donner lieu à la production dans la cavité gastrique de gaz acide carbonique dont on connaît l'action calmante dans les cas de douleurs de ce genre.

Pica. Les accès de gastralgie se terminent quelquefois chez des personnes nerveuses par des phénomènes de pica. Les malades ingèrent alors les matières les plus extraordinaires et l'on est quelquefois heureux d'avoir la sonde à sa disposition pour retirer ces substances qui peuvent fort bien entrer, du fait même de leur nature, dans la catégorie, signalée ailleurs, des corps étrangers de l'estomac.

Cette perversion de l'appétit, ce besoin de

manger n'importe quelle substance, quelque
étrange qu'elle puisse être, que nous venons de
signaler comme terminaison des crises de gastralgie, peut exister seul. Il fait alors partie de
tout le groupe des troubles nerveux de la sensation de faim, qui constituent un ensemble symptomatique dans lequel le lavage de l'estomac
peut encore être utile.

On distingue dans ces troubles plusieurs états *Anorexie.*
très variables et qui ressortissent presque tous à
l'hystérie ou à la neurasthénie. L'anorexie, qui
comprend tous les degrés de la perte de l'appétit,
aboutit à une suppression complète de la faim.

Les malades mangent machinalement, pour
faire comme tout le monde, ou par raisonnement
et pour vivre. Cet état se confond cliniquement
avec l'atonie de l'estomac, mais dans cette dernière affection on trouve souvent un léger degré
de dilatation et on peut constater, grâce à l'extraction par la sonde de substances susceptibles
d'être analysées, que la digestion est un peu
ralentie. L'anorexie, qui n'est probablement que
de l'*anesthésie* de la muqueuse, s'accompagne, en
général, de phénomènes digestifs normaux, au
point de vue chimique. Elle s'associe, dans certains cas, avec la perte du sentiment de la
satiété. Quand un de ces malades se met à man- *Boulimie.*
ger, il continue à prendre des aliments, sans
être jamais averti, autrement que par des
données tout à fait extérieures, que la quantité
ingérée a été suffisante. Ce phénomène peut

exister chez des individus dont l'appétit est conservé. Leur état ressemble alors à celui des malades boulimiques, avec cette différence que chez ces derniers la sensation de faim exagérée qu'ils éprouvent, fait place à la satiété, que ne connaissent pas les premiers.

Ces états pathologiques relèvent souvent, presque toujours même, d'un trouble du système nerveux central. Il semblerait donc que le lavage de l'estomac n'ait aucun rôle à jouer ici. Cependant, agissant en tant que douche locale, il peut permettre à la sensibilité de revenir à son état normal. A un autre point de vue, chez un boulimique, par exemple, il procurera à l'organe surmené un peu de repos. L'eau froide dans le premier cas, un liquide légèrement anesthésique (eau chloroformée étendue au quart) dans le second, tels seront les meilleurs moyens de venir à bout des symptômes que nous venons de décrire.

Mais les troubles nerveux ne sont pas purement sensitifs et moteurs, et nous avons suffisamment insisté dans le chapitre précédent sur les dyspepsies nerveuses par troubles de la sécrétion pour n'avoir pas à revenir sur leur description; nous devons seulement dire un mot du traitement qui leur est applicable. Le lavage doit se faire avec des liquides alcalins ou des liquides légèrement acides, selon qu'il y a exagération ou au contraire insuffisance dans la sécrétion chlorurée. Il doit avoir lieu le matin lorsque l'atonie musculaire permet aux substances ingérées de rester trop longtemps au contact de la muqueuse ; il doit, surtout lorsqu'il y a hypersécrétion chlorhydrique, être répété avant le repas. On arrive ainsi à empêcher les substances amylacées de se trouver immédiatement au contact d'un liquide tel que la digestion salivaire s'arrête aussitôt. On atteindra ce but surtout en employant pour le lavage des eaux alcalines, qui diminueront aussi les sensations de brûlure, le pyrosis si fréquent chez ces malades.

Il est inutile, croyons-nous, de répéter que ce traitement local ne constitue, dans tous les cas que nous venons de signaler, qu'une partie seulement de la thérapeutique que l'on devra mettre en œuvre, mais sur laquelle notre cadre, fort limité, nous empêche de donner quelques détails.

On connaît toute la force de résistance aux souffrances physiques, toute la ténacité avec lesquelles certains aliénés se refusent à absorber des aliments. Ces malades, sitiophobes (το σίτιὸν, l'aliment), comme on les appelle en général, appartiennent, de par leur délire, à un groupe quelconque d'affections psychiques, sans que l'on puisse les considérer comme étant atteints plus souvent de telle ou telle forme d'aliénation. La sitiophobie est donc un symptôme, d'autant plus fâcheux que les individus qui en sont atteints sont loin de présenter la même résistance que les hystériques à l'inanition. On peut rencontrer cette forme de folie [1]

Lavage chez les aliénés.

----

1. BALL, *Leçons sur les mal. mentales*, 1883.

dans le délire des persécutions, dans le délire aigu, dans la manie, dans la pseudo-paralysie générale d'origine alcoolique, dans l'alcoolisme, dans le delirium tremens; dans la folie religieuse, dans la débilité mentale, dans les folies sympathiques, enfin dans la paralysie générale.

M. Raspail [1] a longuement étudié les diverses causes qui peuvent provoquer le symptôme qui nous occupe; qu'il nous suffise d'avoir donné la longue liste que l'on vient de lire. Il est plus intéressant pour nous de constater que, le plus souvent, le point de départ des idées délirantes qui aboutissent au refus des aliments siège dans une altération des voies digestives. Sandras prétendait déjà que la mélancolie déterminait un appauvrissement du sang, une anémie qui se traduisait par des dyspepsies. Marcé affirmait que l'embarras gastrique, la constipation prolongée étaient, parmi toutes les causes d'anémie, celles qui influençaient le plus l'état mental. Maudsley cite l'observation d'une dame chez laquelle la sitiophobie paraissait ou disparaissait selon qu'allait en s'améliorant ou en s'aggravant l'état des premières voies digestives.

Le goût amer dans la bouche dont se plaignent certains persécutés, et qu'ils attribuent aux tentatives d'empoisonnement dont ils se croient victimes, existe bien réellement. Enfin de même que Galien considérait l'hypochondrie comme un

---

1. Th. de Paris, 1885.

genre de mélancolie dépendant d'un trouble des fonctions digestives, M. Ball insiste tout particulièrement sur l'état saburral de la langue, sur le mauvais état gastrique des mélancoliques.

Plus scientifiques, ou du moins plus probantes dans le cas particulier qui nous occupe, sont encore les recherches de M. Gaettano Riva [1], qui eut l'idée d'étudier le suc gastrique chez quelques aliénés. Nous avons déjà vu, dans le précédent chapitre, toute l'importance qu'avaient, au point de vue des perturbations fonctionnelles de l'estomac, la neurasthénie et l'hystérie. Les études de M. Riva sont fort intéressantes, quoique forcément incomplètes, puisque cet auteur n'étudie que le suc ramené de l'estomac par de petites éponges. Il a noté une diminution considérable de l'acidité du suc gastrique chez les malades atteints de mélancolie avec stupeur. Les épileptiques auraient au contraire présenté un liquide stomacal relativement très acide.

État saburral des voies digestives, troubles dans les sécrétions de l'estomac, il y a donc là toutes les justifications nécessaires pour employer le lavage de l'estomac. Mais les sitiophobes sont quelquefois gens fort entêtés et se refusent aussi bien à avaler un tube qu'un aliment quelconque. Si certains d'entre eux s'accoutument fort aisément au lavage, d'autres restent indociles. On est

Troubles chimiques de l'estomac dans l'aliénation mentale.

---

1. *Rivista sperimentale di freniatria*, 1882, p. 45, 248 (Th. de Raspail).

alors obligé d'avoir recours à l'introduction d'une
sonde par le nez. Cette petite opération, qui
exige l'emploi d'un instrument de plus faible
calibre que ceux que l'on met généralement en
usage, se complique de toute la difficulté qu'il y
a à empêcher la sonde de passer dans le larynx.
L'un de nous a pu voir mettre en usage, dans le
service de M. Sizaret, à Maréville, un procédé fort
simple dû à cet aliéniste, et qui permet, à coup
sûr, de venir à bout de cette petite difficulté. On
introduit la sonde par une narine, et au moment
où son extrémité arrive dans l'arrière-gorge, on
injecte par l'autre narine quelques gouttes d'un
liquide froid ou fortement alcoolisé. Leur chute
sur la base de la langue détermine un mouvement
de déglutition réflexe dont on profite pour faire
passer la sonde dans l'œsophage. Ceci fait, on
peut effectuer soit le lavage, soit l'alimentation
artificielle.

Employé dans ces conditions, le lavage a une
action thérapeutique certaine. Ce n'est point le
lieu de donner à l'appui de ce que nous avançons
des observations détaillées, mais les faits sont
nombreux, où le délire a précisément cédé à la
suppression, par le lavage, de l'état saburral des
premières voies dont nous avons parlé. D'ailleurs,
de même que dans la neurasthénie simple où le
malade s'inquiète d'une façon exagérée de ses
troubles gastriques, dans le délire des persécutions, on améliore l'état intellectuel en modifiant
l'état local. Les hallucinations ayant perdu la

cause qui les faisait naître, diminueront peu à peu en intensité, et si l'on ajoute à l'action du lavage celle si tonique de la suralimentation, on aura bien des chances de voir l'état mental se relever en même temps que l'état physique s'améliore [1].

M. Faucher, et après lui MM. Chantemesse (1885) et Jocqs, ont préconisé le lavage de l'estomac dans le traitement des accidents qui résultent d'une occlusion intestinale. Depuis, à la Société de chirurgie, MM. Berger, Nicaise et Terrier, en Allemagne MM. Henoch et Wolff, discutèrent ce procédé, et tout en n'admettant pas qu'il y eût là un remède infaillible, montrèrent que son emploi était absolument légitime et pouvait rendre des services. Plus récemment enfin M. Duret, au Congrès de chirurgie de 1889, et M. Wigniolles, dans une thèse soutenue en 1890 devant la Faculté de Paris, ont montré très en détail ce que l'on pouvait attendre de cette méthode.

Qu'il y ait occlusion de l'intestin, ou simplement obstruction, les phénomènes cliniques se ressemblent d'une façon très nette, et le plus

Lavage dans l'occlusion intestinale.

---

1. L'hydrophobie de la rage est une forme de sitiophobie, réflexe à vrai dire, mais qui augmente considérablement les supplices auxquels sont soumis les malheureux atteints de cette affection. M. Sevestre a rapporté une observation dans laquelle la soif d'un malade enragé avait été calmée par l'eau introduite par la sonde. Ceci n'est peut-être pas du lavage, mais à coup sûr c'est une application originale et heureuse du procédé thérapeutique que nous étudions. — *Progrès médical*, p. 17, 24 décembre 1881

important de tous, le plus pénible pour le malade, est sans contredit le vomissement. Celui-ci, dû au reflux des matières contenues dans l'intestin, se répète plus ou moins souvent selon la quantité et la nature de ces matières.

On a, il est vrai, dans l'emploi de l'opium, un moyen de faire cesser, ou d'atténuer au moins, les conséquences de cette régurgitation ; mais, pour masquer la présence de ces matières dans l'estomac, on n'améliore cependant pas la situation. Le lavage permet de débarrasser non seulement la cavité gastrique, mais encore les parties les plus immédiatement voisines de l'intestin, des substances en voie de putréfaction qui les encombrent. Celles-ci contribuent à augmenter le malaise du malade par les produits toxiques auxquels elles donnent naissance et qui sont résorbés. Le ballonnement diminue ; les anses intestinales, coudées, distendues, peuvent reprendre plus facilement leurs rapports normaux, et se vider à leur tour des substances septiques qu'elles renfermaient. Enfin la diminution de la tension dans l'intérieur de la cavité abdominale permet la régularisation et l'ampliation des mouvements du diaphragme.

Si nous suivons le plan adopté par les auteurs, nous pourrons étudier d'un peu plus près le mécanisme de cette action favorable du lavage.

Lorsque l'intestin se trouvera parésié par suite d'une constipation prolongée, comme cela arrive fréquemment chez les gens âgés, soit qu'il y ait atonie simple, soit qu'il y ait une atrophie réelle des fibres musculaires, on verra apparaître du tympanisme, des vomissements fécaloïdes, des douleurs abdominales intenses. Il suffira quelquefois d'un ou deux lavages pour faire diminuer, puis disparaître, ces symptômes et provoquer en même temps une débâcle. De même dans le pseudo-étranglement de la péritonite franche aiguë, ou dans la péritonite tuberculeuse, cette déplétion mécanique de l'estomac soulage et peut amener la guérison des malades dans un temps relativement court. Nous trouvons dix observations de ce genre rapportées dans la thèse de M. Wigniolles, parmi lesquelles figure le cas observé par M. Chantemesse, et sur ce nombre la mort ne vint qu'une seule fois terminer la scène. Il s'agissait d'une péritonite tuberculeuse avec lésions considérables.

Lorsqu'on a réduit une hernie étranglée, lorsque on a été obligé d'opérer le débridement, dans les cas encore où une laparotomie a été rendue nécessaire par un étranglement interne, on peut voir persister les phénomènes d'occlusion. Cependant l'obstacle a disparu. On connaît également dans les services de chirurgie ces faits de pseudo-étranglement qui apparaissent quelquefois chez des malades qui viennent de subir une opération intra-péritonale. M. Mollière attribuait ces accidents à un réflexe paralytique qui reconnaîtrait comme point de départ la séreuse enflammée. M. Wigniolles et M. Duret sont du même avis, et des observations de Lewin, de Faucher viennent

encore confirmer, sinon l'explication théorique
qu'ils ont donnée de ces faits, du moins ce qu'ils
ont dit de la valeur thérapeutique du lavage dans
ces cas.

Les vomissements, qui sont pour le malade
une cause de fatigue extrême, se suppriment.
L'estomac, n'étant plus irrité par le contact des
matières fécaloïdes, récupère assez rapidement
l'intégrité de ses fonctions.

Enfin, lorsqu'un cancer, un néoplasme, viennent
obturer une partie du calibre de l'intestin, il n'est
pas rare de voir se surajouter à cette cause de
ralentissement des matières, un spasme plus ou
moins accusé des fibres musculaires du canal
ainsi irrité. Ce spasme, qui se traduit normalement par des périodes de constipation plus ou
moins longues, peut dans certains cas acquérir
une importance suffisante pour déterminer des
phénomènes absolument comparables à ceux de
l'étranglement. Il suffit, en effet, que, s'arrètant
sur cet obstacle, passager cependant, les matières
déterminent une irritation de l'intestin pour que
le météorisme, des coudures secondaires et une
obstruction véritable se produisent.

Ici, de même que dans les rétrécissements de
nature inflammatoire qui succèdent à la dysen-
terie et qui se compliquent également de spasmes,
le lavage fait merveille.

Mais dans tous les cas que nous venons de
signaler, il n'y a pas réellement obstacle au
cours des matières. L'intestin parésié s'est laissé

distendre. Les substances qu'il contient fermentent, leur contact irrite la muqueuse; les substances toxiques augmentent la paralysie, altèrent l'état général.

Le lavage agit donc en enlevant ces causes de distension, d'irritation. Il agit aussi comme une douche en stimulant la fibre musculaire inerte. Mais là se borne toute son action possible, et lorsqu'on se trouve en présence d'un cas d'obstruction vraie, quand il y a étranglement, volvulus, stricture du canal intestinal, le lavage ne suffit plus à lever l'obstacle. Certes, il aura encore une action favorable en modérant les douleurs du malade, en empêchant le péristaltisme exagéré qui favorise les ruptures, en diminuant le nombre, l'abondance et la fétidité des vomissements. Il permettra à la laparotomie de se faire dans des conditions meilleures au point de vue de l'état général. Mais il ne devra pas faire perdre de vue la nécessité où l'on est d'opérer et laisser le chirurgien attendre trop confiant l'issue d'une maladie dans laquelle le traitement aura amené une sédation trompeuse des symptômes.

Tout ce que nous pouvons et devons retenir de cette étude un peu longue, c'est que le lavage suffit quelquefois pour guérir; qu'il agit à la fois comme l'opium et comme les purgatifs et que son emploi sera indiqué chaque fois qu'il y aura des phénomènes d'iléus, quelle que soit d'ailleurs la conduite qu'il sera nécessaire de tenir ultérieurement.

Nous venons d'étudier les différentes circonstances dans lesquelles le lavage de l'estomac pouvait être utilement employé. Il est encore tout un groupe d'individus chez lesquels cette opération pourra rendre de grands services et constituer pour ainsi dire un remède infaillible dans certaines affections. Nous voulons parler des enfants.

Lavage chez les enfants. L'appareil devra naturellement être modifié conformément aux conditions nouvelles dans lesquelles on l'emploie. **La technique.** On se servira d'une sonde, dite de Nélaton, longue de $0^m,35$ et de calibre correspondant aux numéros **8, 9** ou **10**. On pratiquera à l'extrémité inférieure de cette sonde un orifice longitudinal supplémentaire, dont on abattra soigneusement les aspérités avec des ciseaux. A l'autre extrémité on fixera un tube de verre. Celui-ci s'abouchera dans un tube de caoutchouc souple, plus ou moins long et muni lui-même, à son autre extrémité, d'un entonnoir. Ce dispositif, facile à réaliser, permet de construire ainsi, à peu de frais et extemporanément, un appareil qui pourra rendre tous les services désirables.

Pour pratiquer le lavage, on placera l'enfant sur ses genoux, après l'avoir enveloppé dans une serviette, et on le maintiendra autant que possible étendu sur le dos. On abaisse alors le menton, on déprime la langue avec l'index de la main gauche et on introduit doucement la sonde. Celle-ci est rapidement déglutie, car, sitôt qu'elle arrive au niveau de la paroi postérieure du pharynx, elle provoque un mouvement réflexe qui l'attire vers l'œsophage. On pousse alors lentement le tube dans l'estomac et on procède au lavage.

L'enfant est rarement pris de vomissements au moment où on introduit la sonde. L'accident le plus sérieux est l'oblitération du tube par un morceau de lait caillé. Le mieux, dans ces cas, est de retirer la sonde, puis de la réintroduire après l'avoir nettoyée, sa pénétration présentant encore moins de difficultés que chez l'adulte.

Ce procédé permet de se renseigner sur les phases de la digestion normale et d'en étudier les modifications pathologiques. Il permet notamment de constater que déjà 2 à 3 heures après le naissance l'estomac contient de 0,55 0/00 d'acide chlorhydrique, et que le liquide donne nettement la réaction de Günzburg.

Mais le principal avantage du lavage de l'estomac chez les enfants est de constituer un moyen commode pour le médecin de guérir rapidement un certain nombre de maladies, dont le pronostic est quelquefois grave, quand on les abandonne à elles-mêmes.

Les vomissements, quelle que soit leur cause, les vomissements par pléthore alimentaire surtout, cèdent très facilement et très vite à l'emploi de ce moyen. Ebstein [1] considère que c'est le traite-

Lavage comme remède aux vomissements chez l'enfant.

---

1. *Archiv. f. Kinderheilkunde*, Bd. IV, 1883.

ment le plus rapide et le plus efficace qu'on puisse leur opposer, et il prétend même que très souvent une seule opération suffit pour obtenir un résultat définitif. Il n'existerait donc pas de médicament dont l'efficacité puisse se comparer à celle d'un pareil procédé thérapeutique. Après le lavage l'enfant cesse de souffrir, il n'a plus de coliques et s'endort en général sans demander le sein. Dans tous les cas il ne faut lui donner à boire que 15 à 20 minutes après la fin de l'opération.

Les vomissements qui succèdent au sevrage et qui sont dus à une irritation de l'estomac par des aliments indigestes plutôt qu'à un excès d'aliments, sont également justiciables de ce moyen de traitement. Il en est de même de l'atonie intestinale des enfants atteints de rachitisme. On observe en effet dans ces cas une dilatation intestinale et stomacale qui est parfois persistante. Cette dilatation de l'estomac est un élément important des proportions, quelquefois considérables, du ventre ; elle peut, si elle n'est pas traitée, se prolonger pendant la vie tout entière. On a donc tout intérêt à chercher à la faire disparaître et le lavage est un des meilleurs moyens d'arriver à ce résultat.

Lavage dans la gastro-entérite des nouveau-nés. La gastro-entérite des nouveau-nés peut laisser derrière elle des phénomènes analogues dus à l'atonie de la paroi stomacale. Léo cite un cas dans lequel le lait séjournait ainsi 7 heures et demie après la prise dans l'estomac d'un nourrisson. Cet auteur, qui a étudié 134 enfants différents au point de vue de l'action thérapeutique du lavage, a vu la diarrhée, la constipation, les convulsions, le choléra infantile (10 fois sur 22) guérir par la seule influence du lavage. Klein cite d'ailleurs une statistique de 30 cas de choléra, traités et guéris par cette méthode. Plus récemment Troitzky [1] a donné le résultat de ses observations dans 120 cas. Le lavage n'a été pratiqué que dans des cas récents et dans lesquels les enfants, quoique atteints d'un catarrhe gastro-intestinal bien caractérisé, ne présentaient pas de cachexie accentuée. Parmi les 64 enfants sur lesquels le lavage fut pratiqué, 54 étaient soignés à l'hôpital. Les 10 autres appartenaient à la clientèle privée de l'auteur. Tous ces nourrissons étaient exclusivement élevés au sein; le plus jeune avait 2 semaines, le plus âgé 4 mois. Parmi eux, 14, atteints de gastro-entérite aiguë typique, furent sérieusement améliorés. Quand les petits malades n'avaient pas de fièvre, les résultats étaient encore meilleurs.

Ce lavage se fait soit avec de l'eau tiède, soit avec de l'eau chargée de principes médicamenteux et analogues à ceux que nous avons vu mettre en usage chez les adultes. Tantôt on emploie simplement une petite quantité de chlorure de sodium, tantôt, à l'instar de Boetti, de Klein, etc., on se sert d'eau boriquée à 2 0/0, d'eau salicylée à 0,5 0/0, ou d'une solution de

---

1. *Archiv. f. Kinderheilkunde*, Bd. 12, Hft. V et VI, 1891.

benzoate de soude à raison de 15 à 20 grammes
par litre.

Cet emploi des antiseptiques est de beaucoup
préférable à l'usage de l'eau albumineuse que
Escherich préconise dans les cas de vomissements, et qui est loin d'avoir la valeur que cet
auteur lui attribue.

Les limites de l'emploi du lavage ne sont donc
en rien formées par l'âge des sujets auxquels on
l'applique. Mais il faut considérer comme des
contre-indications très sérieuses le collapsus
intense, les affections inflammatoires et catar-
rhales de l'appareil respiratoire, et aussi les
affections cardiaques. On risquerait en effet dans
ces cas de provoquer des troubles graves de la
respiration, et même l'asphyxie.

Nous ne voudrions pas clore ce chapitre de
thérapeutique sans résumer dans une vue d'ensemble les principales indications du lavage.

Celui-ci est absolument indispensable :

1° Lorsqu'il existe un obstacle mécanique au
passage des aliments de l'estomac dans l'intestin,
et, secondairement, des fermentations anomales.

2° Lorsque des substances étrangères en trop
grande quantité se mêlent au chyme et peuvent
altérer la digestion.

Dans le premier groupe rentrent des faits sur
la nomenclature desquels nous n'avons pas à
revenir. Mais ce sur quoi nous voulons insister,
c'est sur les avantages considérables que peut
donner l'emploi du lavage, à condition toutefois

qu'on le considère, non pas comme une méthode
curative, mais comme un moyen d'atténuer les
inconvénients de ces maladies.

Il arrivera bien souvent que les résultats
obtenus, pour être satisfaisants, n'en constitue-
ront pas moins une guérison seulement partielle,
et que, pour nous servir d'une comparaison déjà
ancienne, le dilaté devra rester fidèle à son tube,
comme le constipé habituel l'est à ses lavements.

Dans le second groupe que nous avons établi
rentrent tous les empoisonnements. La sécrétion
exagérée de l'acide chlorhydrique, l'accumulation
du fait d'un catarrhe stomacal, ou d'une irritation bucco-pharyngo-œsophagienne, de mucus
dans la cavité gastrique, sont des indications
péremptoires à pratiquer le lavage. Il en est de
même des accumulations de bile et de suc pancréatique dont nous avons parlé, des sécrétions
de produits toxiques ou irritants (cancer, ulcère,
urémie).

Enfin une indication domine toutes les autres,
surtout lorsqu'au lavage on associe l'alimentation
artificielle que nous allons maintenant étudier;
nous voulons parler de la neurasthénie à déter-
minations gastriques.

Capable, comme nous l'avons vu, de revêtir les
apparences de toutes les viciations des fonctions
stomacales qui reconnaissent une cause organique, elle est heureusement justiciable, plus que
toute autre, du traitement par le lavage.

L'opération a-t-elle un rôle tonique sur les fibres musculaires des parois, un rôle modificateur sur la nutrition des glandes qui sécréteront ensuite des produits mieux élaborés? Facilite-t-elle, en nettoyant la paroi, un contact plus intime des aliments avec les éléments nobles de l'organe? Agit-elle par suggestion et faut-il considérer les centres nerveux comme les seuls organes dont l'amélioration soit nécessaire dans ces cas, où il est évident qu'ils ont été, au début, la seule cause de troubles gastriques? Nous ne pouvons et ne croyons pas devoir conclure. La neurasthénie gastrique est un fait, dont l'importance est des plus grandes dans l'histoire des dyspepsies. Cette neurasthénie est justiciable du lavage.

Savoir associer cette méthode à celle de la suralimentation que nous allons envisager de plus près, c'est, croyons-nous, faire tout ce qui est possible pour tirer du procédé que nous étudions les meilleurs résultats pour les malades.

CHAPITRE V

LA SURALIMENTATION

En exposant les avantages que présente, au cours d'un certain nombre d'affections, le nettoiement de la cavité gastrique par le tube, nous avons plusieurs fois fait allusion à l'alimentation artificielle des malades; ce procédé de thérapeutique complète, en effet, dans un très grand nombre de cas, l'action déjà si utile du lavage, et nous considérons même les deux méthodes comme si étroitement associées qu'il nous semble indispensable de compléter ce que nous avons dit jusqu'ici par une revue rapide des affections qui sont justiciables de ce mode de traitement.

L'introduction des aliments par la sonde permet de répondre à deux indications. On peut simplement faire de l'alimentation artificielle; on peut également, et c'est souvent la méthode qui rendra le plus de services, faire de la suralimentation, c'est-à-dire faire pénétrer dans l'estomac et permettre l'assimilation d'une quantité d'aliments de beaucoup supérieure à celle que l'on ingère normalement. La technique en est fort simple. L'introduction de la sonde se fait comme

pour le lavage de l'estomac et dans bien des cas
même on fera bien de faire passer un peu d'eau
dans la cavité gastrique pour s'assurer que celle-ci
est propre.

Après ce lavage préalable, et sans autre préam-
bule, on verse dans l'entonnoir le mélange alimentaire, suffisamment dilué pour qu'il puisse
s'écouler facilement dans l'estomac. Sitôt que les
dernières gouttes en ont disparu on retire la sonde.
Cette partie de l'opération est un peu délicate,
car il s'agit de ne pas déterminer, par irritation
de la luette ou de la partie supérieure du pharynx,
un réflexe nauséeux qui ferait perdre tout le
bénéfice de l'introduction artificielle des aliments.
On arrive le plus souvent à empêcher toute
espèce de régurgitation en recommandant, comme
nous l'avons dit à propos du lavage, au malade
de faire des mouvements de déglutition pendant
que l'on retire la sonde. Le tube sort ainsi en
trois ou quatre temps successifs, correspondant
chacun à un mouvement en sens inverse de l'œsophage, et le vomissement des substances introduites est ainsi très facilement évité. Tout au
plus le malade est-il obligé de cracher, au
moment où sort la dernière portion du tube, une
petite gorgée, mélange d'aliments et de salive.
Cette régurgitation partielle cesse même de se
produire au bout de quelques séances et on voit
alors les malades, qui ont acquis l'expérience
du procédé, faire tout au plus un seul mouvement
de déglutition, au moment où l'extrémité gas-

trique de la sonde est déjà dans la bouche. Ils arrivent ainsi à ne perdre aucune parcelle de ce qu'ils ont introduit dans leur estomac.

Qu'il s'agisse d'alimentation artificielle ou de suralimentation, les lliquides et les produits employés seront forcément les mêmes, les doses seules varieront. Au début, lorsque l'un de nous (M. Debove) introduisit cette méthode en thérapeutique, on se bornait à faire passer par la sonde du lait, du bouillon, des œufs, de la viande râpée, et la seule préoccupation était d'employer un liquide qui passât dans le tube sans difficulté.

Tant qu'il ne s'agissait que de faire absorber à un malade une ration équivalente à celle d'un individu bien portant, ces diverses substances suffisaient, et au delà, aux besoins de la pratique. Mais quand on voulait suralimenter un tuberculeux par exemple, on était obligé de verser dans l'estomac un volume vraiment trop considérable de substances nutritives.

C'est alors que nous avons proposé d'employer et que nous avons employé nous-même des poudres de viande ; comme véhicule, on se servira de lait, si le malade le tolère, de bouillon, dans le cas contraire. On peut ajouter au mélange des œufs battus, en nombre variable, sans diminuer notablement sa fluidité et la facilité de son passage par la sonde.

La poudre de viande.

Avant de mettre en usage la poudre de viande, nous nous étions servi de viande hachée et pulpée ; mais cette préparation est longue, difficile, elle expose le malade à contracter le tœnia, elle ne permet pas l'administration de plus de 4 à 500 grammes de substance dans les 24 heures.

La poudre de viande, au contraire, qui n'est autre chose que de la viande dégraissée, séchée, pulvérisée, présente un grand nombre d'avantages. Elle représente, grâce à la perte d'eau qu'elle a subie, quatre fois son poids de viande crue. Sa digestion, grâce à la divisibilité extrême où elle se trouve, est également supérieure à celle de cette dernière substance. M. Quinquaud a fait à ce sujet un certain nombre de recherches.

On met digérer, pendant 60 heures, en présence de pepsine pure et d'une quantité suffisante d'HCl, 50 grammes de la substance à étudier. La perte de poids donne la quantité de matière digérée. On trouve ainsi les chiffres suivants :

SUBSTANCE EMPLOYÉE	QUANTITÉ DIGÉRÉE
Viande hachée humide.	8gr,44
Poudre de viande.	9gr,13
Albumine coagulée humide. . . .	5gr,40
Viande hachée sèche.	3gr,20
Poudre de lait.	7gr,93

La poudre de viande, répondant, comme nous venons de le dire, à quatre fois son poids de viande crue, le chiffre de 9gr,13 représente en réalité la digestion de 36gr,52 de viande ordinaire.

La poudre de lait, dont nous parlons ici, et qui doit théoriquement s'obtenir par dessiccation de ce liquide, débarrassé de ses matières grasses, présenterait certainement des avantages presque aussi grands que la poudre de viande. Mais il ne semble pas que jusqu'ici sa préparation soit devenue pratique.

On a également proposé l'emploi de poudre de lentilles. Nous-même avons montré que l'on pouvait, en chauffant l'amidon à 180° pendant 3 heures, préparer une substance soluble, qui permet l'introduction d'une quantité relativement considérable de matière hydrocarbonée sans être obligé d'avoir recours à une dose d'excipient trop forte. Nous reviendrons tout à l'heure sur l'emploi thérapeutique de ces produits.

Les poudres de viande peuvent être fabriquées soit avec de la viande de cheval ou avec du beefsteack. Il semble que cette dernière soit préférable, comme l'indiquent les chiffes suivants donnés par Robin dans sa thèse :

	Azote p. 100	Acide phosph. p. 100	Équivalent en phosph. de chaux
Beefsteack.	13gr,80	1gr,69	3gr,68
Viande de cheval. .	12gr,50	1gr,66	3gr,62

En tous cas, elle ne présente pas, comme la poudre de viande de cheval, l'inconvénient d'une odeur désagréable.

Avant d'employer ces poudres, on fera bien de vérifier leur composition et leur conservation.

1° Au microscope, on trouvera des fibres musculaires striées dont l'abondance permettra de juger le soin qui aura présidé au choix de la

Vérification de la nature et de la conservation des poudres de viande.

viande et à la dessiccation. Le même instrument, en permettant de constater la présence de micro-organismes en très grand nombre, renseignera sur le plus ou moins bon état de conservation de la poudre.

M. Yvon a montré qu'en déterminant le poids de l'extrait aqueux desséché à 100°, on était renseigné sur l'origine de la viande, celle de bœuf donnant 12 0/0 d'extrait sec, celle de cheval 17 0/0; sur le mode de préparation, puisque les viandes cuites ne fournissent que de 1,5 à 6 0/0 d'extrait.

Une troisième opération consistera à doser la proportion des chlorures contenus dans la poudre, ce qui permettra de se rendre compte si cette poudre a été préparée avec de la viande fraîche ou avec de la viande cuite et lavée.

Lorsqu'on se sera ainsi assuré une fois pour toutes de la qualité du produit employé, on délaiera la poudre de viande soit dans du lait, soit dans du bouillon, soit tout simplement dans de l'eau. Nous verrons, en passant en revue les maladies qui comportent l'emploi de cette substance, quand il y a lieu d'additionner le mélange de bicarbonate de soude ou de principes minéraux analogues.

Quelle que soit l'affection que l'on veuille traiter, on aura soin, les premières fois, de ne pas donner, en une seule dose, une quantité trop forte de poudre de viande. 25 grammes suffisent pour un premier repas, et ce repas ne devra

d'abord avoir lieu qu'une fois dans les 24 heures.
Peu à peu, on arrivera à faire supporter au
malade 400 à 500 grammes de poudre, qui seront
alors absorbés en plusieurs prises dans la jour-
née, car il vaut mieux ne pas verser dans l'estomac un volume de liquide supérieur à un litre à
la fois.

L'alimentation artificielle est surtout indiquée
quand il existe des vomissements incoercibles,
que ceux-ci soient de nature hystérique ou qu'ils
soient placés sous la dépendance d'une affection
organique des viscères abdominaux ou thora-
ciques. Nous avons déjà vu que, dans ces cas,
le lavage constituait une ressource précieuse;
l'alimentation artificielle permet de compléter
cette action bienfaisante et d'introduire dans
l'estomac des aliments qui y séjourneront alors
que leur ingestion par la bouche était suivie par
un rejet immédiat.

Comment expliquer que l'estomac, qui ne pouvait tolérer un verre de lait, puisse impunément
recevoir une nourriture beaucoup plus abondante, du moment que les aliments auront été
introduits par la sonde? Cela vient-il du dégoût
qui accompagne l'ingestion des aliments et qui
serait alors la cause principale des vomissements,
cause que supprime l'emploi du tube? La brusque
distension de l'estomac par l'introduction en une
fois d'un litre de liquide serait-elle suffisante
pour faire disparaître un réflexe que provoquent
de petites doses arrivant successivement? Nous

savons que lorsqu'on applique le laryngoscope
avec une certaine fermeté de main, on ne provoque pas de réflexes, tandis que ceux-ci deviennent intolérables si le contact de l'instrument est
hésitant. En est-il, dans ces cas de vomissements
nerveux des aliments, comme de certains médicaments qui, à l'état normal, provoquent des
nausées et qu'il suffit de mettre dans une capsule
pour les rendre parfaitement supportables?

L'interprétation que nous pourrions donner
serait toujours théorique ; qu'il nous suffise
d'avoir maintes fois constaté le fait et de savoir
que beaucoup d'auteurs ont pu, comme nous,
s'en assurer.

On a prétendu que le succès de ce moyen thérapeutique était dû à la simple suggestion. Cela
est difficile à admettre quand on voit le même procédé réussir aussi bien contre les vomissements
des tuberculeux que contre ceux des hystériques.

Cette alimentation artificielle est d'ailleurs un
des seuls moyens dont on dispose pour venir à
bout des vomissements hystériques, et elle con
stitue, par sa simplicité même, un progrès marqué sur le fatras qui encombrait autrefois la
thérapeutique de cette affection. Voici à titre de
comparaison la série des remèdes administrés
par M. Bouchard (*Mouvement médical*, 1873, juin) [1]
dns un cas de ce genre : faradisation, vésicatoires

---

1. Thèse de Henri Hervé de Lavaur. Paris, 1885, n° 79,
page 35.

sur le creux épigastrique, sinapismes, magnésie, colombo, bicarbonate de soude, potion de Rivière, belladone, atropine, hyosciamine, eau de laurier-cerise, noix vomique, strichnine, glace, rhum, chloral, bains simples, bains sulfureux. douches froides, injections sous-cutanées de morphine et d'atropine. — La malade ne guérit pas. Elle aurait probablement vu céder ses vomissements, comme cela est arrivé si souvent depuis, si, à cette époque, le lavage eût pu être employé.

L'idée d'appliquer le lavage et l'alimentation artificielle au traitement des hystériques qui vomissent, ne fut pourtant que le résultat des succès obtenus par l'un de nous (M. Debove), précisément contre ces mêmes vomissements, chez les tuberculeux. Nous en arrivons ainsi, après avoir envisagé l'alimentation artificielle seule, à parler en même temps de la suralimentation.

Chez ces malades, dont il faut avoir soin de nettoyer l'estomac avant d'introduire le repas par la sonde, on voit rapidement les phénomènes généraux, et, chose plus intéressante, les altérations locales s'amender, puis disparaître, si la maladie n'était pas arrivée trop près de sa période ultime.

Cette modification se produit en suivant une marche à peu près régulière. Pendant les premiers temps du traitement, on ne note pas grande amélioration, il semble qu'il faille une

certaine mise en train. Cependant les doses de
poudre de viande, la quantité de lait et d'œufs
introduite journellement augmentent. Au bout
d'une dizaine de jours, on note une augmentation
de poids d'abord légère, puis bientôt de plus en
plus considérable, et qui peut atteindre quatre
ou cinq kilogrammes en six semaines ou deux
mois.

En même temps, la diarrhée se supprime, les
sueurs nocturnes disparaissent, les forces reviennent. L'expectoration devient de moins
en moins abondante, la toux disparaît et, avec
elle, une des causes des vomissements, qui deviennent aussi, et cela dès les premiers jours, absolument exceptionnels. Non seulement les malades
s'améliorent, non seulement ils engraissent, mais
encore ils acquièrent un appétit considérable
dont ils étaient, très peu de temps auparavant,
absolument privés. L'un de nous a eu l'occasion
de soigner à Bicêtre un individu qui, du 3 janvier
au 28 mars, passa de 46 à 62 kilogrammes, et
qui, recevant par la sonde 200 grammes de
viande crue, 200 grammes de poudre de lentilles,
200 grammes de poudre de haricots, 10 œufs et
3 litres de lait, se plaignait de souffrir de la faim
et mangeait en plus le 4ᵉ degré du régime hos-
pitalier. Nous avons dit ailleurs, et l'on sait que
la fièvre est, d'une façon générale, une contre-
indication à l'emploi de la suralimentation. Cependant, si la fièvre tuberculeuse, celle qui accompagne
l'envahissement du poumon et la progression des

lésions, n'est pas justiciable de ce traitement, mais constitue une raison de s'en abstenir, il n'en est plus de même de la fièvre hectique, due à la résorption des produits des cavernes. Celle-ci diminue, en effet, quand le malade a été suralimenté pendant quelque temps, et cette baisse de température est facile à comprendre, quand on suit les modifications des bruits stéthoscopiques. Le volume des excavations diminue, en effet, d'une façon certaine, les bruits de gargouillements, les signes physiques, liés à la présence des sécrétions, disparaissent.

La dyspnée cesse également ; cette disparition tient également au retour des forces dont nous avons déjà dit un mot, et à la suppression des sécrétions bronchiques dont nous venons de parler. On voit facilement celles-ci passer d'une abondance suffisante pour remplir de un à deux crachoir par vingt-quatre heures, à quelques crachats muqueux insignifiants.

L'ingestion de viande, de lait, d'œufs en aussi grande quantité (21) pouvait faire craindre l'apparition de l'albuminurie. Celle-ci est cependant exceptionnelle. D'ailleurs les urines témoignent de l'activité des combustions et il n'est pas rare de voir la quantité d'urée atteindre des chiffres extrèmement élevés. Un malade absorbe par jour 300 grammes de poudre de viande. L'urée passera de 27 à 70 grammes sous l'influence du régime ; elle pourra même atteindre 100 et 110 grammes sans que ces chiffres, que l'un de nous (M. Debove) a eu plusieurs fois

l'occasion d'observer, constituent rien d'extraor-
dinaire.

Action de la suralimenta-tion sur la nutrition.

Lorsqu'on cherchera par ce procédé de la suralimentation à guérir, ou au moins à améliorer un
tuberculeux, il ne faudra jamais négliger de se
rendre compte de l'effet du traitement et de l'état du
malade par des pesées fréquentes. On sera alors
surpris et de la rapidité avec laquelle l'augmentation a lieu, et en même temps de la fragilité
extrême, si nous osons employer cette expression,
de l'amélioration, au moins au début. Une
diarrhée, une indigestion légère, feront rapidement perdre tout ou partie du bénéfice obtenu. Il
suffira de prendre quelques précautions, de remplacer momentanément le mélange de poudre de
viande par du lait seul pour venir à bout de ces
perturbations et pour voir la courbe graphique,
par laquelle on pourrait représenter le poids du
malade, reprendre sa marche ascensionnelle.

Que la nutrition soit profondément améliorée
par cette absorption d'aliments éminemment
assimilables, cela ressort très nettement de ce
que nous venons de dire. Mais M. Quinquaud,
dosant l'acide carbonique exhalé par le poumon,
a donné une preuve de plus des modifications
profondes que subissent les échanges des malades
suralimentés. Nous lui empruntons les deux
tableaux suivants.

PHTISIQUE AU 2º DEGRÉ. — ANOREXIE. — POIDS DE CO_2 DANS
50 LITRES D'AIR EXPIRÉ

Avant le traitement. . . . . $1^{gr},40$ à $1^{gr},50$

4º jour du trait^t 80gr de poudre de viande. 1gr,80
5º au 7º   100gr   —   2gr »
8º au 12º   150gr   —   2gr,35
13º au 18º   200gr   —   3gr,20
19º au 23º   200gr   —   3gr,80
24º au 29º   250gr   —   4gr.10

PHTISIQUE AU 3º DEGRÉ. — CO_2 DANS 50 LITRES D'AIR EXPIRÉ

Avant le traitement 1gr,10
Du 1er au 3º jour du traitement 70gr. . 1gr,36
Du 8º au 9º   —   100gr . 1gr,60
Du 9º au 14º   —   150gr. . 1gr,75
Du 14º au 17º   —   140gr. . 1gr,92
Du 17º au 21º   —   180gr. . 2gr. »
Du 21º au 25º   —   200gr . 2gr,60

On voit combien ces modifications sont considérables, et aussi comme elles se produisent vite. Mais pour obtenir un résultat, il faudra faire durer le traitément pendant longtemps et ne pas s'arrêter quand, l'appétit revenu, les vomissements devenus exceptionnels et l'augmentation de poids pourraient diminuer l'intérêt que le malade prend au traitement, du fait même de l'amélioration ressentie. On pourra certainement ne plus demander au sujet traité une si grande rigueur dans l'intensité de sa suralimentation; on pourra le laisser manger à sa guise, mais il faudra exiger que pendant longtemps encore il introduise dans son estomac tous les matins une centaine de grammes de poudre de viande. Ce n'est qu'à cette condition que les résultats se maintiendront.

Lorsque le tube digestif est non seulement intolérant, mais malade, quand par exemple le sujet a des ulcérations intestinales étendues, on fera bien de s'abstenir, ou tout au moins ne devra-t-on pas espérer de succès bien brillant.

Nous avons déjà dit que la fièvre qui traduit la progression incessante des lésions devra être considérée comme une contre-indication. Il en sera de même lorsque ces lésions seront assez avancées pour que, même si elles étaient guéries, il ne puisse rester une quantité de parenchyme suffisante pour assurer l'hématose.

En dehors de ces cas il est rare qu'un obstacle quelconque vienne s'opposer à la mise en œuvre du traitement que nous préconisons et empêcher une amélioration du malade qui sera d'autant plus certaine que l'on commencera la suralimentation à une époque plus voisine du début de la maladie. On fera d'ailleurs sagement, chaque fois que ce sera possible, d'associer au traitement par le gavage celui qui consiste à aérer constamment les tuberculeux. C'est avec cette formule : suralimentation et aération continue, que l'on doit, semble-t-il, obtenir les succès les plus réels et les plus durables.

Mais nous sommes loin des affections de l'estomac. Cependant nous avons eu l'occasion, bien fréquemment répétée, de mettre en œuvre l'alimentation par la sonde, dans le traitement des dyspepsies. C'est par l'étude des résultats obtenus et par leur interprétation que nous voudrions clore ce chapitre.

Nous éliminerons tout de suite ce qui a trait à

l'ulcère, à l'obstruction pylorique, à la dilatation d'origine mécanique. Dans les deux derniers cas, l'alimentation artificielle ne peut en rien aider aux résultats obtenus par le lavage. Dans le premier, lorsque le malade est suffisamment docile ou suffisamment habitué à la sonde pour que l'on n'ait pas à craindre des efforts de vomissements et les fâcheuses conséquences qu'ils pourraient entraîner, l'alimentation artificielle pourra rendre des services. Autant le lavage a peu de chose à faire dans l'ulcère rond, autant l'alimentation avec une substance aussi facilement digestible, et susceptible d'être administrée sous un aussi petit volume que la poudre de viande, pourra rendre des services. Il n'est pas rare de voir les malades qui sont porteurs d'un ulcère se tuberculiser, surtout lorsque les douleurs les ont amenés à s'alimenter d'une façon tout à fait insuffisante. L'alimentation artificielle, la poudre de viande rendent alors des services inappréciables.

Nous avons montré combien peu le tableau clinique de la dyspepsie répondait aux modifications que la sonde permet de constater dans les fonctions chimiques de l'estomac. Nous avons aussi souvent insisté sur la fréquence des causes nerveuses dans l'étiologie de ces troubles digestifs. Sur dix malades que l'on interroge, neuf au moins répondront qu'ils ont commencé à souffrir de l'estomac à l'occasion d'une fatigue, d'un surmenage physique, d'un chagrin, d'un traumatisme moral. A partir de ce moment ils sont entrés

,dans un cercle vicieux dont le mécanisme est facile à comprendre. Après avoir, parce que leur état général était mauvais, souffert de l'estomac, ils ont cessé de s'alimenter suffisamment et leur état général s'est ressenti de cette alimentation insuffisante. Ainsi ils ont mal à l'estomac parce qu'ils ont des ennuis .et parce qu'ils sont fatigués; ils sont fatigués et ils ont des idées noires parce qu'ils ont mal à l'estomac.

Chimiquement ils seront hyperchlorhydriques, normaux, ou apeptiques. Au point de vue moteur ils auront de la dilatation de l'estomac, ou des coliques gastriques. Cette dilatation ne devra pas seulement être diagnostiquée par le clapotage; nous avons en effet déjà dit que ce signe pouvait être dû à tout autre chose qu'à la présence du liquide dans l'estomac. Il nous est en effet arrivé de le constater chez des malades où cette cavité gastrique était vide. Le meilleur, le seul signe pathognomonique de la dilatation est la présence des aliments, le matin, à jeun, dans la cavité gastrique.

La dyspepsie traduit au moins autant une perturbation générale du système nerveux qu'une maladie de l'estomac.

Les souffrances dont se plaignent les dyspeptiques peuvent durer depuis longtemps. On leur aura donné, et ceci dépendra des symptômes dont ils auront surtout accusé l'intensité, toute la série des médicaments indiqués dans les formulaires; ils auront suivi tous les régimes, et n'auront, à leur grand désespoir, pas vu s'amender les maux qui les accablent. C'est qu'en effet la dyspepsie est bien moins une maladie de l'estomac, que

l'expression d'un trouble de l'état général. Lors
même que l'exagération secondaire de l'acide
chlorhydrique, que la stase prolongée et les fermentations putrides des aliments provoqueraient
des altérations et des souffrances d'origine réellement stomacale, il faudrait encore chercher à
améliorer l'état général.

Qu'on nous permette une comparaison. Longtemps on a considéré les ovaires comme malades
dans l'hystérie. On les a même enlevés pour
guérir la névrose. Cette erreur était d'autant plus
justifiée que ces ovaires étaient douloureux,
spontanément et à la pression, et qu'ils semblaient
être le point de départ des troubles généraux
dont se plaignaient les malades. Quelquefois on
a trouvé une légère altération de ces organes.
Celle-ci justifiait la théorie admise sans qu'il
vienne à l'idée que pour réagir à pareille cause,
il fallait un organisme malade tout entier

Un beau jour on a constaté chez l'homme des
zones hystérogènes et douloureuses dans des
régions correspondant à l'ovaire chez les femmes.
L'un de nous (**M.** Debove) a attiré l'attention sur
les faits de ce genre. On en a conclu que l'ovaire
jouait un rôle accessoire dans l'hystérie, que la
névrose était seule en jeu, seule responsable des
douleurs et des excitations dont elle n'avait, pendant longtemps, semblé être que la conséquence.
Eh bien! il semble que les dyspeptiques neurasthéniques souffrent de leur estomac comme les
hystériques souffrent de leur ovaire. C'est l'état

général, la déséquilibration nerveuse qui est
tout; l'estomac n'est que très indirectement
responsable.

Dans ces conditions, il était à prévoir que la
suralimentation serait un excellent moyen de rétablir l'équilibre nécessaire. Et en effet, sur la série
des 54 malades examinés par l'un de nous avec
M. Mathieu, et dont nous avons déjà souvent
parlé, nous avons uniformément appliqué le
régime suivant : Matin et soir. gavage avec
50 grammes de poudre de viande et 10 à
15 grammes de substances alcalines (bicarbonate
de soude, craie préparée, magnésie calcinée),
3 litres de lait, pain à discrétion. Nous avons
alors constaté que, chez les malades dont l'estomac
ne digérait plus, chez les apeptiques, les alcalins
favorisaient la réapparition de l'acide chlorhydrique en même temps que, sous l'influence de
l'alimentation forcée que représentait le régime
auquel nous les soumettions, nos malades s'amé-
lioraient au point de vue général. En revanche,
si cette amélioration générale était tout aussi
marquée chez les hyperchlorhydriques, les alcalins, chez eux, contribuaient très évidemment à
abaisser le taux exagéré de l'acidité gastrique.

En réalité, sous l'influence du régime excessivement tonique auquel ils étaient soumis, nos
dyspeptiques tendaient à revenir à l'état normal.
Les fonctions sécrétoires des glandes gastriques
subissaient l'effet curateur de cette amélioration
générale, et il suffisait que le malade, mieux

alimenté, engraissât quelque peu, pour lui voir reprendre un état d'âme et d'estomac plus voisins de la normale.

Ce que nous venons de dire suffit à faire comprendre tout le parti que l'on peut tirer de l'alimentation artificielle et de la suralimentation, pratiquées avec ou sans lavage de l'estomac.

TABLE DES MATIÈRES

CHAPITRE III

CHAPITRE IV

CHAPITRE V

SCEAUX. IMP. CHARAIRE ET Cⁱᵉ.